阅读成就思想……

Read to Achieve

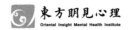

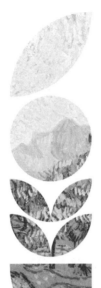

Deliberate Practice
in Cognitive Behavioral
Therapy

# 认知行为疗法的刻意练习

詹姆斯·F. 博斯韦尔
（James F. Boswell）
［美］　　　　　　　　◎ 著
迈克尔·J. 康斯坦丁诺
（Michael J. Constantino）

张 华　李丹阳　朱元宸 ◎ 译

中国人民大学出版社
·北京·

**图书在版编目（CIP）数据**

认知行为疗法的刻意练习 /（美）詹姆斯·F. 博斯韦尔（James F. Boswell），（美）迈克尔·J. 康斯坦丁诺（Michael J. Constantino）著；张华，李丹阳，朱元宸译 . -- 北京：中国人民大学出版社，2025. 5. -- ISBN 978-7-300-33829-3

Ⅰ . R749.055

中国国家版本馆 CIP 数据核字第 2025D2R759 号

**认知行为疗法的刻意练习**

［美］詹姆斯·F.博斯韦尔（James F. Boswell）
迈克尔·J.康斯坦丁诺（Michael J. Constantino）　　　　著

张　华　李丹阳　朱元宸　译

RENZHI XINGWEI LIAOFA DE KEYI LIANXI

| | | | |
|---|---|---|---|
| **出版发行** | 中国人民大学出版社 | | |
| **社　　址** | 北京中关村大街31号 | **邮政编码** | 100080 |
| **电　　话** | 010-62511242（总编室） | 010-62511770（质管部） | |
| | 010-82501766（邮购部） | 010-62514148（门市部） | |
| | 010-62511173（发行公司） | 010-62515275（盗版举报） | |
| **网　　址** | http://www.crup.com.cn | | |
| **经　　销** | 新华书店 | | |
| **印　　刷** | 天津中印联印务有限公司 | | |
| **开　　本** | 890 mm×1240 mm　1/32 | **版　次** | 2025年5月第1版 |
| **印　　张** | 8.625　插页1 | **印　次** | 2025年5月第1次印刷 |
| **字　　数** | 187 000 | **定　价** | 69.90元 |

# 东方明见心理咨询系列图书编委会成员

## （按照姓氏拼音顺序排名）

# 东方明见心理咨询系列图书总序

江光荣

华中师范大学二级教授

湖北东方明见心理健康研究所理事长

中国心理学会评定心理学家（第二批）

　　我国的心理健康服务正迎来一个大发展的时期。2016 年国家 22 部委联合发布的《关于加强心理健康服务的指导意见》规划了一个心理健康服务人人可及、全面覆盖的发展目标。大事业需要大队伍来做，而且还得是一支专业队伍。但目前我们面临的挑战是，这支队伍"人不够多，枪不够快"。推进以专业化为焦点的队伍建设是当前和今后一段时间我国心理健康服务事业发展的关键工程。

　　湖北东方明见心理健康研究所（以下简称东方明见）作为心理健康领域的一家专业机构，能够为推进心理咨询与治疗的专业化做点什么呢？我们想到了策划出版心理健康、心理服务领域的专业图书。2017 年 4 月在武汉召开"督导与伦理：心理咨询与治疗的专业化"学术会议期间，一批国内外专家就这个想法进行了简短的讨论，大家很快就达成了共识：组成一个编委会，聚焦于心理咨询与治疗的学术和实务领域，精选或主编一些对提升我国心理健康服务专业化水平有价值的著作，找一家有共同理想的出版机构把它们做出来。

之所以想策划图书，是觉得我们具有某种优势，能在我们熟悉的领域挑选出一些好书来。我们熟悉的领域自然就是心理学，尤其是心理咨询与治疗。我们的优势是什么呢？一是人，我们自己就是在心理学领域深耕多年的人，我们认识这个领域很多从事研究、教学以及实务工作的国内外专家学者，而且要认识新人也容易。二是懂，我们对这个领域中的学问和实务，对学问和实务中的问题，比一般出版人懂得多一些。有了这两点，我们就比较容易解决出书中的"供给侧"问题。至于"需求侧"，虽然我们懂的没有"供给侧"那么好，但也还算心中有数。尤其是我们编委会中的多位成员也是中国心理学会临床心理学注册工作委员会的成员，这些年他们跟政府主管部门、行业人士、高校师生以及社会大众多有互动，对中国心理学应用领域的需求、心理服务行业发展热点问题，对新一代心理学人的学习需求，都有一定的了解。

我们的想法是，不求多，也不追求印数，但专业上必须过关，内容求新求精，同时适合我国心理健康服务行业的发展阶段，以积年之功，慢慢积累出一定规模。

另外，还要感谢东方明见心理咨询系列图书编委会的诸君，我们是一群多年相交、相识、相爱的心理学人，我们大家对出版这个书系的想法一拍即合，都愿意来冒失一回。

感谢美国心理学会心理治疗发展学会（SAP，APA 第 29 分会）和国际华人心理与援助专业协会（ACHPPI），这两个东方明见的合作伙伴对这项出版计划给予了慷慨的支持，使我们有底气做这件相当有挑战性的事情。

感谢中国人民大学出版社阅想时代愿意和我们一道，为推进我国心理咨询与治疗事业贡献自己的力量。

# 推荐序

王建平

北京师范大学心理学部教授

美国贝克 CBT 研究所国际顾问委员会委员

近年来，我国心理健康服务事业迎来了前所未有的发展机遇。随着社会对心理健康的关注日益增加，培养一支专业化、规范化的心理咨询与治疗队伍已成为当务之急。然而，当前我国心理咨询与治疗领域仍面临着两大挑战：一是专业人才的数量不足；二是从业者的技能水平亟待提升。如何将理论知识与临床实践有效结合，如何在复杂多变的治疗情境中灵活运用技术，如何通过系统化训练培养出真正具备胜任力的治疗师……这些问题始终是教育与培训领域亟待突破的难题。

《认知行为疗法的刻意练习》一书的出版，恰逢其时地为解决这些问题提供了极具价值的工具。作为长期深耕于认知行为疗法（CBT）教学、研究和临床实践的工作者，我欣喜地看到，本书不仅延续了 CBT 科学、实证的传统，更创新性地将"刻意练习"这一高效学习理念引入心理治疗师的训练体系，为临床技能的精进开辟了全新路径。

## 填补训练空白：从"知道"到"做到"的桥梁

CBT 以实证为基础，强调结构化干预，但其学习曲线陡峭。传统心理治疗训练往往偏重于理论知识的传授与案例经验的积累，但受训者常陷入"陈述性知识"与"程序性知识"之间的断层。许多治疗师虽能熟记 CBT 的技术原理，但在面对真实患者时难以灵活应用，尤其是在高压力、高情绪唤起的情境中，技术执行常因紧张或僵化而失效。本书作者敏锐地捕捉到这一核心问题，提出"刻意练习"作为解决方案。

刻意练习并非简单的重复训练，而是一种目标明确、反馈及时、循序渐进的系统性学习方法。本书通过 12 项精心设计的练习活动，将 CBT 核心技术分解为可操作的技能单元，从初阶的"解释 CBT 的治疗原理""设定目标"，到中阶的"与认知 / 行为 / 情绪工作"，再到高阶的"应对当事人的阻抗与治疗同盟的破裂"，层层递进地帮助受训者夯实基础、突破瓶颈。每个练习均配备详细的当事人陈述示例、治疗师回应标准及难度分级，使得抽象的技术转化为具体的情境应对策略。这种"模拟 - 反馈 - 修正"的循环机制，正是将知识内化为自动化技能的关键。

尤为可贵的是，本书强调"失败的价值"。通过角色扮演中的多次试错，受训者得以在安全的环境中体验技术应用的局限性，并在督导反馈中逐步调整回应方式。这种训练模式不仅降低了初学者的焦虑，更培养了治疗师在真实临床工作中至关重要的心理韧性。

## 扎根 CBT 精髓：科学性与灵活性的平衡

作为以实证为基础的治疗流派，CBT 始终强调技术标准化与个案个性化的统一。本书对此把握得极为精准。一方面，作者系统梳理了 CBT 的理论脉络与技术分类，清晰界定了每项练习的科学依据；另一方面，书中反复强调"在忠诚度内的灵活性"，避免将技术异化为刻板公式。

例如，在"应对治疗同盟的破裂"的练习中，作者并未固守 CBT 的结构化框架，而是引入人本主义的共情技术与动机式访谈策略，引导治疗师暂时偏离既定议程，优先修复关系裂痕。这种跨流派的整合思路，既体现了对 CBT 核心原则的坚守（如合作经验主义），又展现了应对复杂临床挑战的智慧。书中对"情绪工作"的着重探讨，更呼应了当代 CBT 向情绪科学、跨诊断模型拓展的趋势，凸显出作者对前沿领域的敏锐洞察。

## 本土化实践的适配与创新

本书虽译自英文原著，但是译者团队在翻译过程中充分考虑文化语境，案例呈现贴近中国当事人的常见议题（如职场压力、家庭关系），技术说明亦避免机械化地照搬西方术语。译者之一张华老师曾参与我的 CBT 系统培训项目，其专业功底与严谨态度令我印象深刻。由其带领的团队在翻译过程中对书中的专业术语反复推敲，还曾向我的团队成员林灵老师请教，确保了译本的准确性与可读性。

特别值得称道的是，附录部分的教学大纲示例与刻意练习日志表，为高校课程设置与机构培训提供了可直接落地的方案。

此外，书中对"治疗师福祉"与"隐私保护"的专门讨论，体现了对从业者心理健康的深切关怀。在行业快速扩张的背景下，这一视角尤为必要——唯有治疗师自身保持稳定状态，才能为当事人提供持续有效的帮助。这提醒我们：优秀的治疗师需兼具技术娴熟与人文共情，既是科学家，也是终身学习者。

## 致未来的 CBT 实践者

作为中国首批引进并推广 CBT 的学者之一，我见证了这一疗法从"舶来"到"扎根"的蜕变历程。如今，《认知行为疗法的刻意练习》的出版，标志着 CBT 训练模式向科学化、精细化迈出了关键一步。本书既是一本技术手册，更是一份充满人文关怀的成长指南。

心理健康服务的专业化之路道阻且长，但正因有如本书这般兼具学术严谨性与实践指导性的著作涌现，我们方能看见曙光。对于 CBT 初学者，本书是构建技能体系的基石；对于资深治疗师，它是突破职业瓶颈的阶梯；对于教育者与督导者，它提供了革新训练模式的蓝图。

期待每一位读者都能从刻意练习中获益，将书中技术转化为属于自己的临床智慧。正如爵士乐大师迈尔斯·戴维斯（Miles Davis，1926—1991）所言："你必须演奏得足够久，才能演奏得像你自己。"愿每一位 CBT 实践者都能在反复锤炼中，找到科学与艺术、规范与创造的交汇点，最终奏响治愈人心的华章。

王建平

2025 年 2 月

# 系列前言

托尼·罗斯莫尼尔

亚历山大·瓦斯

我们很高兴向大家介绍"刻意练习精要系列丛书"。我们正在开发的这个系列，是想要满足我们在很多心理咨询训练中看到的一个特定需求。让我们举例说明这个需要到底是什么。

假设，有一名在学习上很刻苦的研究生二年级学生玛丽，她学了很多关于心理健康的理论、研究资料以及心理治疗的技术，研读了数十本教科书，撰写了与心理治疗相关的优秀论文，并在考试中获得了几乎满分的成绩。然而，当玛丽在实习机构与当事人坐在一起的时候，她没有办法使用那些曾被她写得清楚、说得明白的治疗技能。而且她还发现，当她的当事人有强烈的反应时，比如高度情绪化、绝望、对治疗持有疑虑，玛丽会变得焦虑。有些时候这种焦虑会强烈到让玛丽在关键时刻僵住，限制了她帮助当事人的能力。

在每周的个体督导和团体督导中，玛丽的督导师基于实证支持疗法和共同要素方法为她提供工作建议。除了建议之外，督导师经常带着玛丽做角色扮演，推荐额外的阅读材料，或拿她自己与当事人的工作做例子。玛丽也非常专注、努力，她给督导师看她的会谈录像，对挑战保持开放的态度，仔细地记下督导师的建议，并阅读了督导师推荐的材料。然而，当玛丽再一次跟当事人一起坐下来时，她经常发现她新学的知识似乎从脑海中消失了，她无法按督导师的建议行动。玛丽发现，在面对高度情绪唤起的当事人时，这个问题尤其严重。

玛丽的督导师接受过正规的督导师训练，使用了最佳的督导实践，也回看受督导者的咨询录像。他认为，玛丽的整体胜任力水平符合对她这个发展水平的受训者的期待。尽管玛丽的整体进步是正向的，但她在工作中也确实遇到了一些反复出现的问题。即使督导师确信他自己和玛丽已经识别出了玛丽应该在工作中做出的改变，但是反复出现的问题依旧存在。

事实上，这个情况的核心问题在于玛丽"对心理治疗的理解"与"能够稳妥地做心理治疗的能力"脱节了。玛丽和她的督导师正在努力解决这个问题，这也是本系列丛书重点想解决的地方。我们开发这个系列图书，是因为大多数治疗师都在某种程度上存在这种脱节，无论是初学者还是经验丰富的临床工作者。事实上，我们每个人都是玛丽。

为了解决这个问题，我们将本系列的重点放在刻意练习上。这是一种专门为提高在具有挑战性的工作环境中的复杂技能的训练方法（Rousmaniere，2016，2019；Rousmaniere et al.，2017）。刻意练习需要对特定技能进行体验性的、重复的训练，直到技能达到自动化。在心理治疗的刻意练习中，两名受训者轮番扮演当事人和治疗师，并接受督导师的指导。扮演治疗师的受训者对当事人的陈述做出回应，其中，当事人陈述的难度从初阶到中阶再到高阶，而治疗师的即兴回应反映了其基本的治疗技能。

为了编撰这些书，我们找到一系列主流治疗模型的著名训练者和研究者，提出了如下简单的要求：总结出你的治疗模型的 10~12 项基本技能，使用这些技能时，受训者时常面临认知层面的知识与执行能力之间的脱节。换句话说，受训者能够就这些技能写一篇不错的论文，但往往在执行时面临挑战，尤其是面对有挑战性的当事人时。然后，我们与作者合作，设计了专门的刻意练习活动，用于提高这些技能的表现，使整个治疗的回应变得更灵敏（Hatcher，2015；Stiles et al.，1998；Stiles & Horvath，2017）。最后，我们在全球多个机构与学员和训练者一起对这些练习项目进行了严格的测试，并根据大量的反馈加以改进。

本系列的每本书都侧重于特定的治疗模型，但读者会注意到，这些书中的大多数练习都涉及研究者发现的对当事人效果影响最大的共同要素变量和助长性人际技能，比如共情、语言流畅性、情绪表达、说服力和问题聚焦（e.g.，Anderson et al.，2009；Norcross et al.，2019）。因此，每本书中的练习应该能帮助多种类型的当事人。尽管治疗师会使用特定的理论模型，但大多数治疗师都非常强调治疗关系一类的泛理论元素，其中许多元素都具有强有力的实证支持，包括这些元素与当事人改善的相关关系或机制（e.g.，Norcross et al.，2019）。我们还注意到，各治疗模型都已经建立了具有丰富历史的训练项目，因此我们提出的刻意练习并不是要取代之前的训练项目，而是一种适应性强、跨理论的训练方法，可以整合到现有的训练项目中，以提升技能的保有时间，并确保基本的胜任力。

# 关于本书

本书聚焦于认知行为疗法（cognitive behavioral therapy，CBT）。CBT 是一个总称，涵盖了从学习、认知和情绪的基础研究与应用研究中发展出来的多种治疗方法（Dobson & Dozois，2019）。尽管 CBT 的方法多种多样，但有一个共同的准则，就是"从做中学"。对 CBT 的理论和实证研究进行广泛而深入的了解固然重要，但这些知识永远无法替代与当事人的直接接触以及在训练和督导中积累的实践经验。体验式学习在训练和督导中的重要性尤为明显，特别是对于刚开始接触当事人的新手治疗师来说，他们实际上很少有机会去实践各种临床技能。这一现实与 CBT 整体理念的关键要素相违背，因为该理念强调创造接触（或体验）的机会以及进行可重复、可普遍推广的练习的重要性。

在本书中，我们采用刻意练习的方法来支持体验式学习（即从做中学）的训练机会。书中描述的方法和刺激材料能够帮助受训者练习一系列重要的 CBT 技术。此外，它还支持对"如何"提供干预进行微调，包括如何在不同的临床情境中灵活应用。需要强调的是，本书并不是为了替代核心课程和 CBT 基础理论与实践原则的学习，而是对其他常见的训练模块进行补充。

例如，通过课程学习或其他阅读材料，受训者可能会了解到回避是焦虑障碍的一个常见特征，而当事人通过负强化来维持问题应成为治疗的目标。受训者能够理解负强化的概念，并开始学习常用于解决该问题的各种 CBT 技术。本书旨在为受训者提供练习机会，让他们不仅练习面对回避型当事人时该说些什么，还要练习如何说。在回避型的个案中，心理治疗的重点不仅在于当事人在治疗环境之外的回避行为，还包括在治疗过程中的回避行为，即当当事人的回避行为影响到他们利用 CBT 的能力时。本质上，本书的核心目的是帮助所有专业水平的受训者学习如何灵活且有针对性地运用那些基础的、经过验证的 CBT 概念和策略，从而丰富其整体的临床技术和原则储备。凭借如此丰富的技术储备，治疗师能够最大限度地发挥他们的能力，为每位当事人提供个性化的、有说服力的治疗原理和相关干预措施，包括本书中提供的多种类型的认知行为疗法。

# 目　录

## 第一部分　概览与说明

### 第 1 章　刻意练习和认知行为疗法的介绍与概述

刻意练习活动概述　　*005*

本书的目标　*007*

哪些人可以从本书中获益　　*008*

心理治疗训练中的刻意练习　　*009*

认知行为疗法　*014*

刻意练习中的 CBT 技术　　*021*

刻意练习在 CBT 训练中的角色　　*034*

本书结构概览　*035*

### 第 2 章　认知行为疗法的刻意练习说明

总览　*037*

时间框架　*038*

准备　*038*

训练者的角色　*039*

如何练习　*039*

技术标准　*039*

反馈　*041*

最终评估　*042*


# 第二部分　CBT 技术的刻意练习

## 第3章　练习1：解释 CBT 的治疗原理

准备　*045*

技术描述　*045*

治疗师解释 CBT 的治疗原理示例　*046*

练习 1 的可选变体　*048*

治疗师回应示例：解释 CBT 的治疗原理　*052*


## 第4章　练习2：设定目标

准备　*057*

技术描述　*057*

治疗师设定目标示例　*058*

练习 2 的可选变体　*060*

治疗师回应示例：设定目标　*063*


## 第5章　练习3：协商会谈议程

准备　*067*

技术描述　*067*

治疗师协商会谈议程示例　*068*

练习 3 的可选变体　*070*

治疗师回应示例：协商会谈议程　*073*

**第 6 章　练习 4：安排和回顾会谈间的活动**

准备　*077*

技术描述　*077*

治疗师安排和回顾会谈间的活动示例　*079*

练习 4 的可选变体　*080*

治疗师回应示例：安排和回顾会谈间的活动　*084*

**第 7 章　练习 5：与认知工作**

准备　*089*

技术描述　*089*

治疗师与认知工作示例　*090*

练习 5 的可选变体　*092*

治疗师回应示例：与认知工作　*095*

**第 8 章　练习 6：与行为工作**

准备　*099*

技术描述　*099*

治疗师与行为工作示例　*100*

练习 6 的可选变体　*102*

治疗师回应示例：与行为工作　*105*

**第 9 章　练习 7：与情绪工作**

准备　*109*

技术描述　*109*

练习 7 的特别说明　*110*

治疗师与情绪工作示例　*111*

练习 7 的可选变体　*113*

治疗师回应示例：与情绪工作　*116*

# 第 10 章　练习 8：保持灵活性

准备　*121*

技术描述　*121*

治疗师保持灵活性示例　*122*

练习 8 的可选变体　*124*

治疗师回应示例：保持灵活性　*127*

# 第 11 章　练习 9：应对治疗同盟的破裂

准备　*131*

技术描述　*131*

治疗师应对治疗同盟的破裂示例　*133*

练习 9 的可选变体　*135*

治疗师回应示例：应对治疗同盟的破裂　*138*

# 第 12 章　练习 10：应对当事人的阻抗

准备　*141*

技术描述　*141*

治疗师应对当事人的阻抗示例　*143*

练习 10 的可选变体　*144*

治疗师回应示例：应对当事人的阻抗　*148*

第 13 章　练习 11：带注解的 CBT 练习会谈逐字稿

　　练习指导　*153*

　　带注解的 CBT 逐字稿 1　*154*

　　带注解的 CBT 逐字稿 2　*163*

第 14 章　练习 12：模拟 CBT 会谈

　　模拟 CBT 会谈概述　*176*

　　准备　*176*

　　模拟 CBT 的过程　*177*

　　改变挑战的难度级别　*178*

　　模拟会谈中使用的当事人材料　*179*

第三部分　刻意练习的提升策略

第 15 章　如何充分利用刻意练习：给训练者和受训者的附加
　　　　　指南

　　充分利用刻意练习的六个要点　*189*

　　响应灵敏的治疗　*194*

　　关注受训者的福祉　*202*

　　尊重受训者的隐私　*203*

　　训练者自我评估　*204*

　　受训者指南　*208*

**参考文献**　*217*

**附录 A　难度评估和调整**　*231*

**附录 B　刻意练习日志表**　*235*

**附录 C　嵌入刻意练习的 CBT 教学大纲示例**　*237*

**译者后记**　*249*

# 概览与说明

在第一部分中，我们会简要地介绍刻意练习，包括如何将其整合到认知行为疗法（CBT）的临床训练中。在第二部分中，我们给出了如何进行刻意练习活动的说明。**我们推荐训练者和受训者在第一次进行刻意练习之前先阅读第1章和第2章。**

第1章是本书的基础，介绍了与刻意练习相关的重要概念及其在更广泛的心理治疗训练和更具体的CBT训练中的作用。我们回顾了CBT技术的三大类别——结构性技术、一般问题聚焦技术，以及我们称之为"在忠诚度内的灵活性"技术，这些技术都包含在第二部分的刻意练习活动中。我们还分别对这些练习中所涉及的10项技术进行了回顾。

第2章为第二部分的CBT刻意练习活动提供了基础且重要的指导，旨在快速简明地为你提供足够的信息以着手开始练习，而不至于因为信息量过大而感到不知所措。第三部分的第15章提供了更深入的指导，我们推荐你在熟悉了第2章的基本说明后再进行阅读。

# 第 1 章

## 刻意练习和认知行为疗法的介绍与概述

在描述心理治疗师可用的技术时，经常会用到"工具箱"这一比喻。在心理治疗的各种体系中，这一比喻或许最适用于 CBT，因为技术因素历来是 CBT 关注的要点。事实上，CBT 本身具有一种技术折中主义的特点。对于临床工作者来说，知道自己正在使用一个包含多种工具的相对庞大的工具箱，这会让人感到安心；而作为受训者，学习和思考如何为当事人选择和应用这些工具，则是一件令人兴奋的事情。

在临床训练中，学习曲线是陡峭的。受训者通过指定的阅读材料和讨论，会迅速接触到各种各样的技术组成部分和原则。尽管近几十年来已经出现了跨诊断的 CBT 模型（Sauer-Zavala et al., 2017），但具体的干预措施和治疗方案往往仍然与《精神疾病诊断与统计手册》（*Diagnostic and Statistical Manual of Mental Disorders*）（American Psychiatric Association, 2013）中的特定诊断密切相关。例如，受训者不仅要学习暴露疗法，还要学习针对惊恐障碍、社交焦虑障碍、强迫症等的暴露疗法。换言之，受训者的任务是学习各种各样的技术组成部分，以及决定何时应用或不应用这些组成部分的指南。通常情况下，在训练的早期阶段，受训者就开始面对真实的当事人了。以我们自己的研究生训练为例，我们要求每个人每周至少持续承担三个个体心理治疗案例。除了更专职的临床助理职位外，即使是更高水平的学生，每周承担超过五个个体案例的情况已然很罕见。自从我们完成研究生教育以来，我们注意到这种情况在博士项目中相对普遍。

直到我们成为督导博士生的教师，我们才意识到典型训练场景中一些相当明显的事实，而我们之前并未明确地觉察到这一点。那就是，仅仅基于工作表现的训练，往往意味着受训者很少使用工具箱中的许多工具，甚至在很多情况下从未使用过，而使用类似工具与不同类型的当事人互动的机会，更是少之又少。尽管督导师和训练诊所主任们有着最好的初衷，但分配各种（在问题表现和特征方面）不同的训练个案可能极其困难。即便存在一定程度的案例多样性，但在训练期间的每周或每月里，能用于进行心理治疗的时间毕竟是有限的。此外，已有研究表明，相较于其他社区治疗环境，大学训练诊所的脱落率是最高的（Swift & Greenberg，2012）。许多当事人并不会坚持完成整个治疗，这进一步限制了受训者实施那些通常与CBT更高级阶段相吻合的策略的机会。

这一切自然会让受训者疑惑，他们是否真的能够将自己在那个庞大的"工具箱"中所学习到的许多工具付诸实践，同时也让他们质疑自己的能力，因为他们可能只在一两次的会谈中成功使用过某个特定的工具。可以说，许多工具都被束之高阁，积灰蒙尘，这阻碍了受训者技能的发展，而技能的发展需要通过实际选择和运用这些工具才能获得。

与当事人工作至关重要。然而，在我们看来，仅凭这种工作表现还不足以培养出一套广泛而深入的技能。受训者所缺少的是带有针对性的表现评估与反馈的行为演练机会。在训练过程中使用刻意练习方法，可以为我们提供更多样、更频繁的工具实践机会。刻意练习方法有望通过专注于在心理治疗师（无论是受训者还是其他身份）可能涉及的所有或部分相关模拟环境中对具体技术的演练，来解决训练和专业发展中的某些不足。尽管刻意练习不能替代与真实当事人接触的工作表现，但它能增加人们接触工具箱中各种工具的机会。例如，受训者不必非得等着被分配到一个完全合适的当事人，才能开始培养他们在课程学习或指南手册中所接触的基于循证的策略方面的能力。与心理治疗中的其他平行过程类似，作为训练者、督导师和临床工作者，我们对自己训练工具箱中出现的刻意练习感到兴奋不已。

## 刻意练习活动概述

本书的主要内容由 12 个练习活动组成，它们都经过一系列充分的测试，并根据 CBT 训练者和受训者的反馈进行修改。前 10 个练习各代表一项核心的 CBT 技术，最后两个练习活动是综合练习，包括一个带注释的 CBT 逐字稿和即兴的模拟治疗会谈。这两个练习旨在让受训者有机会将部分或全部技术整合到更广泛的临床场景中。表 1–1 列出了这些练习所涵盖的 10 项技术。

在所有的练习中，受训者在督导师的指导下组队练习，轮流扮演当事人和治疗师。这些练习均由多个当事人陈述组成，这些陈述按难度（初阶、中阶、高阶）分组，回应任何一个陈述都需要受训者使用特定的技术。受训者需要阅读并理解每项技术的描述、技术标准以及技术示例。然后，扮演当事人的受训者读出这些陈述，呈现出可能的问题和情感状态，也就是当事人标记。随后，扮演治疗师的受训者应用恰当的技术给予回应。他们既可以选择使用练习中提供的回应示例，也可以即兴给出自己的回应。

在每一对当事人陈述和治疗师回应组队练习数次后，受训者将停下来接受督导师的反馈。在督导师的指导下，受训者逐个练习从初阶到高阶所有的陈述与回应。受训者会与督导师协商，从最简单的练习开始，逐步过渡到更高级别的练习。随后，这三方（督导师－当事人－治疗师）一起讨论刚才的练习是不是太难或者太容易了，并根据这些评估进行调整。一些练习提供了可选的调整方案，以便扮演当事人的受训者能够根据个人经验即兴扮演，而不是固守现有的脚本。

表 1-1　　　刻意练习活动中呈现的 10 项 CBT 技术

| 初阶技术 | 中阶技术 | 高阶技术 |
|---|---|---|
| 1. 解释 CBT 的治疗原理<br>2. 设定目标<br>3. 协商会谈议程<br>4. 安排和回顾会谈间的活动 | 5. 与认知工作<br>6. 与行为工作<br>7. 与情绪工作 | 8. 保持灵活性<br>9. 应对治疗同盟的破裂<br>10. 应对当事人的阻抗 |

在督导师的协助下，受训者可以决定自己想要练习的技术以及练习的时长。根据测试的经验，我们发现练习时长应该持续 1~1.25 小时，可获得最佳效果。超过这个时间，受训者会感到疲惫。

理想情况下，CBT 受训者通过这些练习活动，既能增强信心，又能提升胜任力。在这里，胜任力被定义为以灵活和响应灵敏的方式运用 CBT 技术来应对当事人的需求。本书选择的技术都是 CBT 的必要技术，或者是从业者在实际操作中经常感觉难以应用的技术。

本书列出的技术并非全面涵盖了 CBT 工具箱中的所有工具，而是重点介绍了许多 CBT 的重要核心技术，其中一些对受训者来说可能特别具有挑战性。事实上，在选择技术时，我们是基于我们对胜任 CBT 实践所需的基本技能的认知，以及受训者（尤其是新手受训者）

在与真实当事人工作时难以应用的技能来进行的。同时，我们会简要介绍一下 CBT 的发展历史和刻意练习这种训练方法，希望能帮助你理解这两者是如何结合在一起的。

## 本书的目标

本书的主要目标是帮助受训者掌握核心的 CBT 技术。因此，该技术或胜任力的表现可能会因当事人的不同而有所不同，甚至在与同一当事人的单次会谈中也会有所不同。

CBT 的刻意练习活动，旨在实现以下目标。

- 帮助治疗师发展在不同临床情境中应用 CBT 技术的能力。

- 将 CBT 技术变成程序性记忆（Squire，2004），以便治疗师即使在疲惫、有压力、超负荷或沮丧时，也能使用这些技术。

- 为受训的治疗师提供一个机会，让他们以符合自身特点的风格和语言来练习特定的 CBT 技术。

- 提供机会，让受训者能够针对当事人的不同陈述和情感反应运用 CBT 技术，其目的是帮助受训者建立与不同当事人在多种情境下工作时运用这些技术的信心。

- 为受训的治疗师提供多次"失败"的机会，并根据反馈修正他们对失败的回应，这有助于建立治疗师的信心和韧性。

- 帮助受训者发现自己的个人学习风格，以便在正式训练结束后，能够继续自己的专业发展。

# 哪些人可以从本书中获益

本书适用于多种情境，包括研究生课程、督导、研究生训练和继续教育项目。本书假设如下。

- 训练者具备丰富的 CBT 知识和胜任力。
- 训练者能够通过角色扮演或众多可用的心理治疗视频示例，很好地展示在不同的治疗情境中如何使用 CBT 技术（J. Beck，2006；Dobson，2011；Newman，2016；Olatunji，2011；Persons，2007）。
- 训练者能够为受训者提供反馈，帮助他们打磨或改进 CBT 技术的应用。
- 训练者有配套的阅读材料，如书籍和文章。这些材料将解释 CBT 及其每个特定技术的理论、研究和基本原理。每个技术的推荐阅读材料会在教学大纲示例（附录 C）中提供。

本书涵盖的练习在北美洲、欧洲、亚洲以及澳大利亚的 16 个训练地点进行了试点。一些训练地点选择将这些练习翻译成他们的母语，以便受训者使用。本书可以让来自世界各地不同文化背景的训练者和受训者顺利使用。

本书适合处于各个发展阶段的受训者学习，从初学者（即尚未见过真正的当事人的受训者）到经验丰富的治疗师。所有练习都提供了评估和调整难度的指导，以精准地满足每位受训者个性化的需求。本书中的"受训者"一词的使用范围较广，指的是专业心理健康领域中任何致力于掌握 CBT 心理治疗技术的人。

# 心理治疗训练中的刻意练习

　　一个人如何成为自己专业领域的专家？哪些能力是可以通过训练提升的？哪些能力由于先天或不可控的因素，又是我们难以企及的？诸如此类的问题触及了我们对专家及其成长历程的浓厚兴趣。像莫扎特（Mozart）、达·芬奇（Leonardo da Vinci），或是现代顶尖人物如篮球明星勒布朗·詹姆斯（LeBron James）和国际象棋大师加里·卡斯帕罗夫（Garry Kasparov）等人，总是令我们感到敬畏、钦佩，甚至困惑，是什么让他们持续取得卓越的专业成就？证据表明，在几乎所有领域，投入训练的时长以及训练的质量，是培养专业技能的关键因素。"刻意练习"是一种循证方法，能够有效且可靠地提升表现。

　　"刻意练习"的概念源自 K. 安德斯·埃里克森（K. Anders Ericsson）及其同事于 1993 年进行的一项经典研究。他们发现，练习一项技能所投入的时长以及这段时间的练习质量，是预测掌握和习得该技能的关键因素。他们归纳出了五项学习和掌握技能的关键活动：

- 观察自己的工作；
- 获得专家的反馈；
- 设定略高于其当前能力的微小递增性学习目标；
- 对特定技能进行重复的行为演练；
- 持续评估表现。

　　埃里克森及其同事将这一过程称为"刻意练习"，这是一个循环过程，如图 1–1 所示。

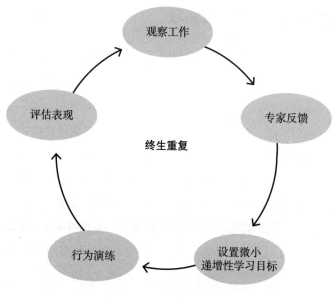

**图 1-1　刻意练习循环**

　　研究表明，刻意练习的时长与获得多个专业领域的专家级表现相关，如医学、体育、音乐、国际象棋、计算机编程和数学等领域（Ericsson et al.，2018）。人们可能会将刻意练习与众所周知的"一万小时定律"联系起来，这一概念由马尔科姆·格拉德威尔（Malcolm Gladwell）在其 2008 年出版的《异类》（*Outliers*）一书中提出。尽管这是一个有用的启发式方法，但格拉德威尔的观点却导致了两个误解。第一个误解是，认为 10 000 小时是每个人无论在哪个领域都需要投入的刻意练习时间。事实上，不同领域所需要的练习时长可能存在相当大的差异（Ericsson & Pool，2016）。

　　第二个误解是，投入 10 000 小时的工作表现必然会让人成为该领域的专家。这一误解在心理治疗领域具有相当重要的意义，因为该领域历来将与当事人工作的小时数作为衡量能力的一个标准（Rousmaniere，2016）。但事实上，我们知道仅凭经验数量并不能预测治疗师的有效性（Goldberg，Babins-Wagner，et al.，2016；Goldberg，Rousmaniere，et al.，2016），很可能刻意练习的质量才是关键因素。

近来，心理治疗领域的学者们在认识到刻意练习在其他领域的价值后，纷纷呼吁将这种方法纳入心理健康专业人士的训练中（e.g.，Bailey & Ogles，2019；Hill et al.，2020；Rousmaniere et al.，2017；Taylor & Neimeyer，2017；Tracey et al.，2015）。然而，关于能否将心理治疗与运动、音乐等专业领域相提并论，存在一些合理的质疑。因为相比之下，心理治疗是如此复杂且形式自由。体育运动有明确定义的目标，古典音乐有固定的乐谱可遵循；相反，心理治疗的目标会随着每位当事人在每次会谈中的独特表现而变化。治疗师无法奢求遵循一套既定的方案。

其实，好的心理治疗更像即兴爵士乐（Rousmaniere，2016）。在爵士乐的即兴演出中，乐队成员之间共同构建了一种复杂的团队协作、创造力和互动的奇妙组合。与心理治疗一样，没有任何两段爵士乐是完全相同的。然而，即兴演奏并不是音符的随机组合。事实上，即兴演出根植于对乐理的充分理解和精熟的技巧，而要获得这些技巧，只有通过持续的刻意练习。例如，著名的爵士乐教师杰里·科克尔（Jerry Coker）在 1990 年列出了学生必须掌握的 18 个技能领域，每个领域都包含多个独立的技能，包括音质、音程、和弦琶音、音阶、模式和乐句。在这个意义上，更具创造性和艺术性的即兴演奏实际上是对演奏者之前致力于重复的技能训练与技能习得的反映。正如传奇爵士音乐家迈尔斯·戴维斯（Miles Davis）所说："你必须演奏得足够久，才能演奏得像你自己。"

我们想在此强调的主要观点是，我们希望刻意练习能够帮助治疗师在使用 CBT 技术的过程中成为他们自己。关键是需要确保学会这些技术，以便在需要时能够信手拈来。把这些技术练成你自己的，把那些适合你的部分融入进来。持续且努力的刻意练习不应成为灵活性和创造力的障碍，理想情况下，它应该能够增强灵活性和创造力。我们认识到并赞同心理治疗是一个不断变化的过程，绝不希望它变得刻板或公式化。优秀的 CBT 治疗师会将以前掌握的技术与适当的灵活性巧妙地结合起来。书中提供的核心 CBT 回应是一种模板或参考选项，而不是"标准答案"。请根据你的理解，通过对你和你的每一位当事人都有意义的方式，对其进行解读和应用。我们鼓励灵活的即兴反应。

## 基于模拟的掌握式学习

刻意练习采用了基于模拟的掌握式学习（Ericsson，2004；McGaghie et al.，2014）。也就是说，训练所用的刺激材料由构想的社交情境组成，这些情境模仿了专业实践中出现的问题、事件或条件（McGaghie et al.，2014，p. 375）。该方法的一个关键成分是，训练中使用的刺激与真实世界的体验足够相似。这促进了状态依存学习，即专业人员在与他们必须展示技能的相同心理环境中获得技能（R. P. Fisher & Craik，1977；Smith，1979）。例如，飞行员使用会出现机械故障和危险天气条件的飞行模拟器进行训练，外科医生使用会出现医疗并发症的手术模拟器进行练习。在包含挑战性刺激的模拟中进行训练，可提升专业人员在压力下有效执行任务的能力。对于本书中的心理治疗训练活动来说，"模拟器"就是典型的当事人陈述，这些陈述可能会在实际的会谈过程中出现，并要求使用特定的技术。

## 陈述性知识与程序性知识

陈述性知识指的是一个人可以理解、书写或者讲述的知识。它通常指的是那些可以通过记忆有意识地回忆起来的事实信息，并且这些信息学得也很快。与此不同，程序性学习则隐含于记忆中，"通常需要重复某项活动来学习，学习效果需要通过任务表现的改善来体现"（Koziol & Budding，2012，p. 2694）。程序性知识指的是一个人的实际表现，尤其是在压力之下的表现（Squire，2004）。一个人的陈述性知识和程序性知识之间可能存在巨大的差异。例如，一个"场外四分卫"①是指那些对运动理解和谈论得头头是道，但在专业水平上却难以实际表现出来的人。同样地，大多数舞蹈、音乐和戏剧评论家非常擅长写相关评论，但是一旦让他们亲自表演，就会惊慌失措。

在 CBT 训练中，陈述性知识和程序性知识之间的裂痕在于：受训者或治疗师能够背诵出暴露疗法的理论依据和实施细节，但在面对高度焦虑或抗拒的当事人时，就会发现实际操作并不像理论中的那样顺利。**刻意练习应用的最佳场景，正是弥合这种陈述性知识和程序性知识之间的裂痕**。换句话说，受训者需要练习这样的技术——他们能够就这个技术写一篇非常不错的文章，但无法在真实的当事人面前运用这些技术。我们从陈述性知识开始，在理论层面学习技术，并观察他人如何运用。一旦学会这些陈述性知识，借助刻意练习，我们就可以开始学习程序性知识，目标是让治疗师能够"自动"掌握每一项技术，以便在需要时能够灵活运用。

让我们转向有关 CBT 的一些理论背景（陈述性知识），以帮助我

---

① 四分位是指美式橄榄球的一个战术位置，"场外四分位"这个表述带有贬义，含义类似于"纸上谈兵"。——译者注

们在大背景下理解本书中所介绍的技术，并理解它们是如何适配到一个广泛的训练模式中的。

# 认知行为疗法

认知行为疗法（CBT）是一个涵盖行为疗法理论与技术、认知疗法理论与技术，或两者结合的治疗方法的总称。行为疗法源于对学习理论的基础研究和应用研究，其临床应用是继动物实验室实验之后发展起来的（e.g., Wolpe, 1952）。随后发生了所谓的认知革命，其重点在于将认知作为解释行为的关键中介因素（A. T. Beck, 1976; A. Ellis, 1962; Goldfried & Davison, 1976; Miechenbaum, 1977）。自这些临床框架被引入以来，鉴于它们通常都具有某种程度的内在整合特性，大量的研究开始集中于通过行为 / 学习和认知理论的角度，来探讨心理健康问题的成因及其维持机制（Barlow, 2008）。

## CBT 理论

毫无意外，认知和行为（C/B）理论强调了认知、行为和情绪之间关联的重要性。心理病理学被理解为一种习得的模式（或图式），这些模式包含认知、行为和情绪等组成部分，并导致个体产生较少的适应行为和痛苦（如抑郁、焦虑; Barlow, 2008）。大多数 CBT 干预旨在中断或修改这些适应不良的行为、认知、情绪和生理过程，或改变参与维持问题行为的病理性信念、情绪和行为（Boswell et al., 2011）。

早期行为理论（e.g., Mowrer, 1939; Watson & Raynor, 1920）

认为，心理病理学（即适应不良的行为）可以通过经典条件反射和操作性条件反射的原理来解释。尽管认知理论仍与学习理论相关联，但它更侧重于理解和阐释认知图式的构建。诸如重度抑郁障碍等问题，被解释为由消极、僵化的认知图式引起，这些图式使个体倾向于通过消极、僵化的视角来解释经验（体验）。因此，行为疗法侧重于对抗条件反射作用和操控条件因素；而认知疗法则侧重于重构僵化的、功能失调的解释以及消极的核心信念（A. T. Beck，1976）。在 C/B 范式中，理论不断发展，形成了针对特定诊断的模型，这些模型试图通过特定的认知、行为和生理模式的相互作用来解释核心症状群（Barlow，2008；Clark，1986）。

CBT 的实证传统体现在其不懈地检验和完善 C/B 理论的努力中。许多此类更新都包括了我们对一些熟悉的基础要素和过程的最新理解，例如消退（Craske et al.，2008），以及来自情绪科学的研究成果（Barlow，2002；Barlow et al.，2004；Boswell，2013；Power & Dalgleish，2008）。基于基础心理学、实验心理病理学和应用临床研究等不同领域累积的研究成果，C/B 理论的实证地位是稳固的，且仍在积极发展中。

## CBT 过程

虽然 CBT 被视为是以技术为核心的治疗方法，但强调在这种方法中工作同盟的重要性是至关重要的。数十年来，人们已经明确认识到建立和维护积极的 CBT 工作关系的重要性（A. T. Beck et al.，1979；Foa et al.，1983）。研究还表明，CBT 中的工作同盟质量相当积极（Fluckiger et al.，2018；Keijsers et al.，2000）。在人际交往方面，CBT 治疗师的态度是真诚、共情和合作的（Castonguay et al.，

2011）。总体而言，CBT 治疗师的风格更为主动且具有指导性，这使得治疗透明度变得尤为重要；具体来说，CBT 治疗师为治疗的重点以及每次会谈中和会谈间将要进行的内容提供了一个清晰的框架和一系列预期。在合作方面，"合作实证主义"立场是 CBT 的一个至关重要且具有标志性的特征，即 CBT 治疗师与当事人合作，对经验和新知识学习持科学态度。尽管 CBT 不太可能将治疗同盟的质量视为治疗中变化的主要机制，但在 CBT 中，工作同盟确实很重要，并被视为一个关键的促进因素（Castonguay et al.，2011）。

CBT 理论认为，假定图式和恐惧结构（Foa & Kozak，1986）由与行为、身体感受、认知和情绪相关的动态交互信息处理系统组成。这些系统中的任何一个或全部都可以成为治疗目标。我们通常认为，经验中一个成分的变化会影响其他成分的变化（例如，行为干预可以促进认知改变；Goldfried & Davison，1976）。与其行为学根源一致，理解适应不良行为和经验发生的环境或情境至关重要。反应模式追溯了环境和情境化的诱因，经过起中介作用的认知（评估和信念），最终表现为行为反应。回避行为（例如，在惊恐发作症状出现时逃离情境），被假定具有负强化作用，尤其值得关注。构建此类模式的工作模型的过程，通常被称为行为功能分析。一旦这种独特模式被"诊断"出来，大多数当代 CBT 方法都会邀请当事人进入或关注问题情境，同时唤起并体验相关情绪（例如，焦虑或恐惧；以促进"热认知"或"情绪处理"；Barlow et al.，2017），消除回避行为。这种更注重暴露的工作通常与认知评估和认知重评策略（重新评估当事人在情境中产生的想法）以及头脑风暴其他替代行为（例如，暴露于恐惧体验中，反之则避免回避）相结合进行。

CBT 方法强调通过经验学习，治疗师致力于创造机会以进行修正性学习体验（Castonguay & Hill，2012）。修正性学习的性质可能因具体的 CBT 治疗方案而有所不同。行为取向治疗师会强调暴露和消除回避（行为、认知、情绪上的回避）；认知治疗师则会强调通过认知重评和行为实验来检验预测和想法，从而检验消极预期（例如，想象中最糟糕的情况真的发生了吗）。在实践中，治疗师的工作和假设的改变方式在很大程度上存在重叠，因此其采用了更广义的 CBT 标签。例如，在暴露疗法和行为实验中，对抗条件反射作用和预期违背的情况都可能出现（Craske et al.，2008）。

尽管具体的 CBT 治疗方案之间存在差异，但大多数形式的 CBT 都包含核心组成部分，如心理教育、经验监测、认知重评、暴露疗法和布置家庭作业。暴露的类型（例如，真实暴露与想象暴露）以及其他常用策略（例如，行为激活）的使用，将更多地取决于当事人及其所呈现问题的性质。回到工具箱的比喻，特定技术的选择是为当事人量身定制的。决策过程应以个案概念化（功能分析）为指导，并特别关注维持因素（A. J. Fisher & Boswell，2016）。因此，应着重强调个性化个案概念化的重要性。治疗手册的使用通常与 CBT 的治疗传统相关，但因其被认为推广了一种僵化、标准化的"一刀切"治疗方法而受到批评。手册可以提供连贯的结构，也是有用的指导工具，但 CBT 技术旨在根据每位当事人的具体情况进行个别化应用。

虽然这已是老生常谈，但 CBT 确实极大地促进了当事人成为自己的治疗师的能力。因此，对当事人而言，重要的是能够将他们在治疗会谈中（以及与治疗师一起）学到的概念和技术，应用到治疗外的日常生活中。如果缺乏在不同的日常情境中应用的机会，那么在治疗会谈中学习的可推广性可能会受到限制。因此，在真实环境中的实践至关重要，这凸显了会谈间活动（即家庭作业）的重要性。研究表明，在 CBT 中使用家庭作业与治疗效果之间存在显著的正相关（Kazantzis et al.，2016，2000）。正如我们在其他地方所述：

> 在 CBT 中，家庭作业的使用类似于学习一门新语言。如果一个人想要在困难情境中流利地使用这门语言，就需要沉浸其中。虽然治疗会谈可能提供了语言的基础语法和词汇，但只有抓住每个机会使用它，一个人才能真正掌握它，并且在治疗后很长一段时间仍能独立使用。（Boswell et al.，2011，p.107）

在过去的 60 多年里，CBT 范式积累了大量的实证支持。尽管其侧重点（如行为、认知或两者结合）和具体技术组合上有所不同，但现有证据支持使用 CBT 来处理各种呈现的问题（Nathan & Gorman，2007）。此外，人们一直在不断努力评估 CBT 中哪些方法有效以及如何改进。为此，我们在本节结尾部分提供了一些关于本书中所述技术的额外背景信息。

为了与其认识论根源保持一致，CBT 自然会根据理论、实证和实践的发展而演变。跨诊断 CBT 方法的发展与检验就是一个例子。尽管"传统" CBT 方案中的大部分核心要素都整合到了跨诊断方法中，但某些元素可能相对没那么传统，且整体大于或等于（至少在某种程度上不同于）部分之和。例如，正念策略已被整合到最近开发的 CBT 方案中。在某些情况下，正念理论和实践能更顺畅地融入广泛的以 CBT 为导向的模型中，例如辩证行为疗法（Linehan，1993）。在其他情况下，正念可以作为标准 CBT 方案之外的"附加"组件或模块。近期，研究人员开发并测试了将动机式访谈策略融入 CBT 的方法（Westra et al.，2016）。这项工作提高了人们对历史上在 CBT 中较少受到关注的概念的认识，例如当事人的阻抗、对改变的矛盾心理，以及治疗师响应灵敏地运用以当事人为中心的立场和策略。

此外，近年来，CBT 的研究者和临床工作者对工作同盟的重要性给予了更加明确和细致的关注。事实上，许多关于同盟破裂修复工作和以同盟为中心的训练进展都是在 CBT 的背景下进行的（Eubanks et al.，2018）。最后，萨莫伊洛夫和戈德弗雷德（Samoilov & Goldfried，2000）强调了情绪在 CBT 中的重要性，并预测 21 世纪第一个 10 年将是 CBT 的"情绪十年"。回头来看，这一预测相当有先见之明，因为近几十年来，CBT 已经变得更加明确地以情绪为中心。一个典型例子就是《情绪障碍统一诊疗方案》（*Unified Protocol for Treatment of Emotional Disorders*）（Barlow et al.，2011，2017）。UP 是跨诊断的，整合了正念策略，采用模块化的治疗方法（包括一个专门用于增强动机的模块），并高度重视情绪因素。

这并不是要对当代 CBT 的版本或要素进行详尽无遗的列举或剖析。相反，这些例子旨在为本书的其余部分提供背景信息。尽管本书的核心内容在很大程度上是围绕 CBT 展开的，但"这并不是你祖父母那一辈的 CBT"。我们采纳了一种以情绪为中心的当代 CBT"精神"，并且不回避诸如阻抗、矛盾心理、响应性和工作同盟等术语。我们认为这些概念和要素最终是与 CBT 范式相契合的，并且把它们作为增强 CBT 影响力的途径。

刻意练习方法特别适合 CBT 范式，因此该领域的发展令人振奋。与其他心理治疗方法相比，CBT 的学者和从业者可能在提炼和编纂出该疗法所需要的技术能力以及与之相关的胜任力领域方面最为努力。这一范式技术组合的折中性质也符合一种学习方法，即优先将事物分解成易于理解、有意义的元素（当然，最终要以与治疗原理和计划相一致的连贯方式进行整合）。特定技能的基础性质与刻意练习的核心特征非常契合，比如设定在个人"最近发展区"内的渐进目

标，以及进行反复的行为演练。这些是任何学习过程的共同特征，而
CBT 临床工作者只需观察其典型的会谈过程，就能充分证明这一点。
治疗师不会在第一次会谈时就向当事人抛出所有基于 CBT 的技术，
把布置"厨房改造"作为家庭作业，然后在下一周转而进行"浴室翻
新"；相反，他们将概念和技术分解成易于理解的单元，因为重复可
以促进和加强学习；此外，他们还会根据对特定当事人的仔细观察和
反馈，调整治疗的强度和复杂性。同样的原则也可以应用于治疗师训
练中，使其与刻意练习方法完美契合。

　　从另一个角度看，人们可以将刻意练习方法与常见的训练方式
进行对比。需要明确的是，我们并不认为学习 CBT 的不同方法是互
相排斥的；相反，我们认为它们是相辅相成的。例如，即使个人在
CBT 课程学习与应用方面打下了坚实的基础，但根据我的个人经验，
仅凭治疗手册来学习 CBT 是相当困难的。我（博斯韦尔）确实喜欢
治疗手册，并且广泛使用它们。但大多数手册首先是为了在真实当事
人中应用而编写的，而不是为了训练治疗师尤其是新手治疗师而编写
的（这并不是批评，因为我们认为手册编写者不会对此观点产生争
议）。然而，我们的经验是，手册经常被用作核心培训工具，并且手
册中元素的应用测试和试错阶段则是在与真实当事人工作中进行的。
刻意练习方法提供了一种范式，即将这些相同的元素应用于训练模拟
中，从而实现重复、反馈和调整。具体就本书而言，它也提供了练习
机会，让读者学会在事情并未如计划般完美进行时（这种情况在"关
键时段"之外经常发生，详见第 15 章）如何做出应对。

# 刻意练习中的 CBT 技术

迄今为止，我们简要介绍了 CBT，并强调了刻意练习方法如何特别适用于 CBT 范式。在接下来的章节中，我们对不同的 CBT 技术进行分类，并概述本书中将作为刻意练习重点的技术。此外，我们还会探讨 CBT 中基本沟通特征的重要性，如情感表达和非言语行为。

## CBT 技术的分类

在 CBT 技术因素的广义范畴下，以往的研究表明技术可以被划分为不同的类别。在针对抑郁症的认知疗法中，德鲁贝斯和菲利（DeRubeis & Feeley, 1990; Feeley et al., 1999）区分了具体的和抽象的认知疗法特征。具体特征包括但不限于设定并遵循会谈议程、布置和回顾家庭作业、标记认知错误、检查信念的证据，以及要求当事人自我监控并记录想法；抽象特征包括但不限于处理想法和感受之间的关系、认知治疗的理论基础、探索潜在假设以及协商会谈内容。这些特征是从协作研究心理治疗评定量表（Collaborative Study Psychotherapy Rating Scale, CSPRS）（Hollon et al., 1988）中提取出来的，该量表旨在区分认知疗法会谈和其他心理治疗模型的会谈。

技术的分类为 CBT 依从性与胜任力的类似评估提供了额外的指导。缪斯和麦克马纳斯（Muse & McManus, 2013）在其全面的文献综述中确定了 60 多项 CBT 忠诚度的测量方法。到目前为止，使用最广泛的测量工具是认知疗法评定量表（Cognitive Therapy Rating Scale, CTRS）（Young & Beck, 1980）。在使用这一量表时，有一些先例将这些技能分为两类：（1）一般治疗技能（如人际效能/协作）；（2）CBT 特定技能（如关注关键认知与行为、认知概念化）。瓦利斯

---

等人（Vallis et al., 1986）发现了支持一般胜任力因素的证据，同时也观察到第二个因素，它似乎与会谈"结构"更相关，如设定议程、时间和会谈管理，以及布置和回顾家庭作业。

最终，理论和研究未能为 CTRS 提供一个普遍认同的因素模型。然而，最近的研究表明，一个单一的、全局性的认知疗法胜任力因素最适合用于评估治疗师之间的认知疗法胜任力，而这对于训练和认证工作而言无疑是关系最密切的（Goldberg et al., 2020）。

尽管存在这些复杂的研究结果，我们还是利用以往的胜任力评估工作来指导技术的选择和分类，同时考虑了其他因素。例如，尽管 CTRS 在认知疗法（CT）和认知行为疗法（CBT）的研究、实践和训练中得到了广泛应用，但它最初是为 CT 开发的，因为其量表条目自然更直接地与这一特定方法相吻合。现有的大多数 CBT 忠诚度测量工具都是专为 CT、行为疗法（BT）或 CBT 开发的，且侧重于特定诊断或同一大类内的一组诊断（如焦虑障碍）。为了提高普遍适用性，我们的目标是关注跨越 CT、BT 和 CBT（既包括更传统的方式，也包括当代的方式）的技术，并采用跨诊断的方法。

归根结底，从概念上讲，我们倾向于将技术分为三类：（1）初阶：基础 / 结构化 CBT 技术；（2）中阶：一般问题导向的 CBT 技术；（3）高阶：在保持 CBT 忠诚度基础上的灵活性技术（Kendall et al., 2008）。考虑到这一点，我们认为以下属于结构化技术：（1）解释 CBT 的治疗原理；（2）设定治疗目标；（3）协商会谈议程；（4）安排和回顾会谈间的活动（即家庭作业）。在对照实验以及培训和认证活动中，这些结构化技术几乎无一例外地被纳入了 CBT 忠诚度的评估中。

相应地，我们认为与认知工作、与行为工作、与情绪工作是一般问题导向的 CBT 技术。你可能会注意到，这些技术是围绕治疗师的关注点构建的，而不是特定的技术。就本书而言，这些技术标签故意设定得比特定技术更为宽泛，例如暴露疗法、苏格拉底式对话、放松训练或正念冥想。值得注意的是，在刻意练习的方法中，即便是这些特定技能也可能过于宽泛。例如，"进行暴露"是一个相当复杂的干预方式，它除了包含其他特点外，还包括提供原理说明、建立暴露等级、明确预期、反复实施刺激、监测和治疗反馈等多个方面。我们稍后会更详细地描述这些技术练习（与认知工作、与行为工作和与情绪工作）。然而，我们在此指出，在实施更具体的技术（如引导式发现）时，情境的多样性体现在了本书每个练习中的当事人刺激的多样性上。也就是说，我们没有为暴露疗法单独创建一个练习，但是在与行为工作的练习中，许多刺激除了要求其他类型的行为导向回应（如刺激控制、活动安排）外，还要求采取暴露导向的回应。

对于本书中的第三类技术（均被视为高阶技术）——在保持 CBT 忠诚度基础上的灵活性技术，我们略带戏谑的描述为：当 CBT 开始偏离正轨时，该如何应对。更具体地说，这一类技术侧重于在面对僵局和执行障碍时实施 CBT，包括：（1）保持灵活性；（2）应对治疗同盟的破裂；（3）应对当事人的阻抗。这些技术的最终目的是帮助受训者学会在遇到困难时，如何与当事人保持一致且协作的 CBT 框架，同时展现出灵活性和定制化的反应能力，以适应当事人在会谈或特定治疗阶段的实际需求。

## 练习 1 到练习 10 中的 CBT 技术

本节简要介绍刻意练习活动中所涉及的各项技术，并着重强调了每项技术的的核心要点，这些要点对训练者和受训者而言都是值得铭记的。这些技术按照难度（初阶、中阶、高阶）进行分类，并且它们的顺序与第二部分练习的顺序保持一致。

## 初阶技术

### 练习 1：解释 CBT 的治疗原理

解释 CBT 的治疗原理是一项基本技术，有助于治疗顺利开始（King & Boswell，2019）。根据我们的经验，在完成 CBT 理论与应用的基础课程后，受训者能够很好地按照教科书解释 CBT 模型及其原理。然而，在与真实当事人互动时，提供一个令人信服的治疗原理是另一回事。重要的是，提供治疗原理的技术不仅限于与当事人的首次会谈；治疗师应在整个治疗过程中都对治疗原理保持敏感，以便促进合作性治疗关系的发展和治疗计划的优化（Coyne et al.，2019）。

尽管培养合作精神至关重要，但早期会谈却略显说教性。这包括从 CBT 模型的广泛描述出发，以及从这一视角出发的初步工作概念化，进而对治疗任务和目标进行初步描述和讨论。对治疗任务的关注包括治疗会谈的基本结构，即当事人与治疗师共处的时间将如何安排。例如，设定预期，即会谈将以协商议程（与当事人合作）开始。在首次会谈中，建立有理有据且以目标为导向的框架，充分利用了当事人对治疗可信度的感知，同时也有助于促进任务完成和对积极治疗效果的预期。

治疗师可以在未受提示的情况下，或者在当事人询问 CBT 的工作原理、CBT 治疗师的工作方法以及会谈中将会发生什么事情时，使用这项技能。与 CBT 的许多方法一样，解释治疗原理并不是一个孤立的的事件；相反，它可以根据需要来使用，尤其是在当事人对CBT 模型的某些部分表示疑惑或怀疑时。提供治疗原理、建立清晰框架，以及引用研究证据是循证 CBT 方案的标志。元分析的结果还强调了促进当事人在治疗早期对治疗效果的积极预期（Constantino，Vîslă，et al.，2018）和对治疗可信度的感知（Constantino，Coyne，et.al.，2018）对于治疗效果的重要性。

### 练习 2：设定目标

CBT 是一种以目标为导向的治疗方法。在治疗早期设立共同的治疗目标和任务，不仅有助于建立积极的工作同盟和一致的期望（两者都有助于实现良好的治疗效果），还能为治疗提供个性化的路线图。如果一个人不知道目的地，就很难驾驭这段旅程。而设定短期和中期目标有助于实现长期目标。此外，一些研究表明，参与者在治疗早期对目标和任务达成一致，对 CBT 的治疗效果尤为重要（Webb et al.，2011）。

尽管治疗师应在 CBT 开始时就使用这项技术，类似于解释治疗原理，但关注和协商目标和任务并不是一个孤立的事件或仅限于早期治疗阶段。即使某次会谈中没有明确讨论，目标和任务也始终在幕后存在。此外，随着治疗的推进，它们可能需要密切关注，例如，在当事人掌握了一项技能并希望转而关注其他事情时，或者治疗进展停滞或未能取得进展时。此外，设定目标不是治疗师单向"传递"的技术，而是一种典型的（也是最有用的）合作活动。这项技术的一大关键是与当事人协商他们所重视的个性化 CBT 目标，以及相应的治疗框架（个性化的解释）和与目标一致的工作任务。

### 练习 3：协商会谈议程

协商会谈议程是一项核心技术，有助于会谈顺利启动，明确对会谈的期待，并促进治疗师和当事人在具体目标和任务上的持续合作。

此外，一些研究表明，诸如设定议程等技术与 CBT 中的症状减轻有着独特的关联（DeRubeis & Feeley，1990）。

治疗师应在大多数 CBT 会谈的开始阶段使用这项技术。然而，就像 CBT 的许多工作一样，协商会谈议程并不是一个孤立的事件，而是整个会谈和时间管理的基础，需要在会谈的各个节点予以关注。此外，这是一项典型的（也是最有用的）合作活动，治疗师应直接征询当事人对议程的意见。这项技术的一大关键是与当事人协商他们所重视的个性化 CBT 议程，其中包括他们当下至少在一定程度上有动力去努力实现的治疗目标。当议程协商的方向似乎与既定的治疗框架和计划不一致时，治疗师可能需要依赖本书涵盖的一些更高阶的技术（见练习 8~10）。

### 练习 4：安排和回顾会谈间的活动

会谈间的练习和活动（即家庭作业）是 CBT 的核心特征。家庭作业的重要性已经得到了相对深入的研究，并已被证明是 CBT 治疗效果的重要预测因素（Kazantzis et al.，2000，2016）。会谈间的活动有助于促进在 CBT 会谈内外的修正性学习过程。此外，会谈之外的工作还有助于技能的泛化，帮助当事人成为自己的治疗师。尽管完成家庭作业对当事人来说确实具有挑战性，但人们普遍期望在大多数会谈中都能纳入某种形式的家庭作业。因此，在引导当事人适应 CBT 治疗时，设定这一期望并对当事人的任何疑问或担忧进行讨论非常重要。尤其是，治疗师应强调家庭作业如何有助于将治疗中学习的技能和经验延伸到治疗以外的日常生活中。

考虑到家庭作业的普遍性，我们将安排和回顾家庭作业视为一项初阶或"基本"技术。在遵循典型的会谈议程时，每次会谈结束都会预留时间，以便共同确定两次会谈间的活动，如经验监测、行为实验、暴露练习或相关阅读。相应地，在下次会谈开始时留出时间来回顾上次会谈布置的家庭作业。此外，根据当事人的具体情况量身定制作业内容也至关重要。

## 中阶技术

### 练习 5：与认知工作

如前所述，CBT 结合了认知和行为策略。即便是在更为严格的行为治疗方法中，如行为激活，认知仍然很重要。引导式发现是认知工作的一个重要过程。在这个过程中，治疗师需要帮助当事人找到他们自己对个人问题的理解和解决方法。为了促进这一过程，CBT 治疗师经常使用苏格拉底式提问的认知方法。

根据我们的经验，首先描述引导式发现（和苏格拉底式提问）不是什么（或至少不打算是什么）来阐述它们可能会更容易理解。例如，引导式发现并不是告诉当事人他们的想法是错误的，不是说服他们改变自己的信念，也不是一连串的"为什么"的问题。这些问题暗示了他们当前的想法、情绪或行为存在问题或不合理性。相反，本着合作经验主义的精神，引导式发现包括帮助当事人收集相关信息，然后以不同的方式审视这些信息（不受治疗师评判），并制订个性化的行动计划。换言之，与认知工作的目标不是简单告诉当事人要换一种思考方式或指出他们的缺点，而是教给当事人一个评估自身经验并根据自我反思来确定后续行动的过程。这与当代关于与认知工作更为新颖的 CBT 观点一致（e.g., Barlow et al., 2017），我们将促进当事人的认知灵活性视为与认知工作的核心目标。

此外，由于大多数治疗方案中通常会综合运用认知和行为取向的策略，因此，受训者和训练者应时刻牢记刻意练习活动的具体情境。

根据个体治疗的性质，以及当事人和治疗师的偏好与期望，对于同一当事人陈述，治疗师可能会给出认知、行为或情绪导向的回应——所有这些回应都包含在广义的 CBT 范畴内。因此，当受训者在进行认知技术练习时，本能地关注行为并不是"错误"的。然而，我们强烈鼓励受训者和训练者专注于当前的目标技术。也就是说，即便受训者的整体偏好或本能是关注行为，在练习与认知工作的刺激时，更重要的是优先关注认知。认识到对某些受训者而言，练习这种较为单一的关注点可能更加困难，这可能意味着或许他们正在发展成为更加注重行为的 CBT 治疗师。这很棒！与此同时，这也意味着这些受训者需要锻炼他们的认知"肌肉"，才能成为更全面发展的 CBT 治疗师。

### 练习 6：与行为工作

即便是在更为严格的认知治疗方法中，明确地与行为工作仍然很重要（如进行行为实验）。行为疗法依赖经典条件反射和操作性条件反射的原理，并将这些原理转化为一系列相对多样化的策略工具。根据所呈现问题的性质，行为干预可以聚焦于诱因、行为本身（包括技能缺陷）、偶发事件和后果。行为策略包括暴露疗法、刺激控制、活动安排、依随性管理（contingency management）[①]和行为技能训练等。

即使不同当事人呈现出的问题领域看似很像，适合他们的行为目标和干预策略也可能大相径庭。因此，治疗师需要采用个性化的方

---

① 根据林崇德（2003）《心理学大辞典（下卷）》的定义，依随性管理是指"权变管理"，亦称"反应后果操纵法"。通过控制个体特定反应的后果（后继事件）以改变该反应发生的可能性与频度的行为治疗技术。主要依据操作条件作用原理，通过对偶然发生的适应性行为以强化、培育和增强适应性行为；通过对适应不良行为以惩罚，减少或消除不良行为。有五种主要类型：正强化、负强化、消退、惩罚和反应代价。——译者注

法。鉴于需要采用个性化的方法，以及可归入行为范畴的技能和策略的多样性，我们无法在本书中一一涵盖；相反，我们将重点放在更广泛地与行为工作（或行为目标）以及更广泛地应用学习原理，来促进改变过程。

我们再次强调，对于受训者和训练者而言，应时刻牢记刻意练习活动的具体情境。根据个体治疗的性质，以及当事人和治疗师的偏好与期望，对于同一当事人陈述，治疗师可能会给出认知、行为或情绪导向的回应——所有这些回应都包含在广义的 CBT 范畴内。因此，当受训者在进行行为技术练习时，本能地关注认知并不是"错误"的。然而，我们强烈鼓励受训者和训练者专注于当前的目标技术。也就是说，即便受训者的整体偏好或本能是关注认知，在练习与行为工作的刺激时，更重要的是优先关注行为。认识到对某些受训者而言，练习这种较为单一的关注点更加困难，这可能意味着或许他们正在发展成为更加注重认知的 CBT 治疗师。这很棒！与此同时，这也意味着这些受训者需要锻炼他们的行为"肌肉"，才能成为更全面发展的CBT 治疗师。

### 练习 7：与情绪工作

在 CBT 中，治疗师唤起或容忍当事人的情绪，并与之有效工作的能力至关重要。此外，与情绪工作意味着帮助当事人容忍他们的情绪和与情绪相关的痛苦，比如暴露疗法中的情况。暴露疗法对于当事人和治疗师而言，都是一种有效但往往十分强烈的干预方式。此外，除了基于暴露的干预方式外，当代 CBT 模型还以各种方式明确关注情绪，通常旨在减少与情绪相关的回避行为（Barlow et al., 2017；Boswell，2013）。直观地看，这项技术似乎侧重于帮助当事人处理他们的情绪体验和加工过程。然而，情绪既具有人际间功能，也具有个体内在功能，研究表明，当事人和治疗师的情绪表达都与治疗效果相关（Peluso & Freund，2018）。

因此，决定是否实施暴露疗法或以其他方式与情绪工作并解决情绪回避问题，取决于治疗师容忍通常与这些焦点相关的内在不适感的能力。如果治疗师在这项技术上存在困难，可能会导致其不适当地避免使用这种可能强有力的干预方式，或者强化当事人的回避行为，从而维持问题。因此，练习这项技术可以帮助治疗师避免这种相当典型、可理解且无意中产生的负强化过程。

## 高阶技术

### 练习8：保持灵活性

尽管现有证据无法证明依从性与治疗效果之间存在一致、线性的关系，但仍有直接和间接证据表明维持一个连贯治疗框架的重要性（Boswell et al.，2010）。此外，在循证治疗所包含的多种CBT技术中，对于任何特定技术是否具有普遍重要性的支持证据是参差不齐的（Cuijpers et al.，2019）。有证据表明，依从性符合"金发姑娘"①原则（即适度原则，McCarthy et al.，2016）。依从性连续体的两个极端似乎都是有问题的，即刻板依从或随意依从（或缺乏连贯框架的指导）。这一"恰到好处"的发现强调了忠诚度中灵活性的重要性（Kendall et al.，2008）。在考虑灵活实践时，其他人对特定治疗方案的修改进行了区分：忠诚一致的修改和忠诚不一致的修改。例如，在遵循

---

① 《金发姑娘和三只熊》是英国作家罗伯特·骚塞（Robert Southey）创作的童话故事，讲述了迷路的金发姑娘在熊房子里尝了三碗粥，试了三把椅子，躺了三张床，最后选择了自己最合适的一碗粥、一把小椅子和一张床。因为这些东西是最适合她的，不冷不热，不硬不软，不大不小。该故事寓意凡事都应有度，量力而行，不超越极限，即"恰到好处"。——译者注

CBT 手册时，治疗师可能会采用一种并未特别包含在既定方案中的技术，但该技术仍与更广义的 CBT 模型保持一致（即忠诚一致的修改）。相反，忠诚不一致的修改则代表所采用的技术与更广义的 CBT 模型不一致。暂且不论那些经仔细审查后可能发现并不独特于某一特定模型的技术（Castonguay，2011），在这项技术中，我们重点关注的是我们认为属于忠诚一致的修改或灵活性，即在保持锚定于广义的 CBT 模型的同时，以灵活的方式应对当事人的个性化需求和情况。

### 练习 9：应对治疗同盟的破裂

治疗师的灵活性和持续根据特定当事人及情境调整 CBT 的做法，是循证实践最复杂、最全面形态的体现。除了 CBT 忠诚一致的修改和灵活性的技术外，越来越多的证据表明，当面对某些会谈过程中的标记或时刻时，治疗师暂时完全地"偏离"标准 CBT 技术时，CBT 的效果会更好（Constantino et al.，2021）。反而，根据标记的不同，治疗师可以使用特定且基于证据的、与 CBT 忠诚不一致的策略，直到突出的（且通常是阻碍治疗过程）问题得到解决。一旦问题解决，治疗师即可回到标准的 CBT 治疗中。在这项技术中，我们重点关注如何运用人本主义和人际取向技术，应对在 CBT 治疗过程中可能出现的当事人与治疗师治疗同盟破裂的问题。

一个高质量的治疗同盟通常包含三个核心要素：（1）当事人和治疗师就治疗目标达成一致；（2）当事人和治疗师就实现这些目标的任务达成一致；（3）当事人与治疗师体验到一种安全、温暖和友好的二元关系。该定义具有跨理论的适用性。在治疗过程中，这种关系质量可能会有所起伏，尤其是考虑到治疗工作的自然压力或其他可能导致双方（或其中一方）感到协调合作或紧密联系破裂的二元关系失调。当这种破裂发生时，它们可能与适应不良的治疗过程和效果有关

（Eubanks et al.，2018）。然而，重要的是，它们可能也代表着潜在的改变机会，如果处理得当，可以成为治疗契机。也就是说，破裂－修复可作为一种治疗改变机制，替代或伴随正在进行的治疗机制发挥作用。在这种情况下，面对破裂的标记，与其坚持使用CBT（这可能涉及试图说服当事人相信CBT的优势），不如根据研究发现，从CBT转向更加人本主义和人际取向的立场及策略。

要想灵活地运用这些策略，首先需要注意到治疗同盟破裂的标记。这些标记如果来自当事人，一般可以分为两种类型。第一种是**退缩标记**，表现为以牺牲自我定义或自我主张为代价来追求关系（即因为害怕失去关系而不愿面对问题）。第二种是**对抗标记**，表现为以牺牲关系为代价来表达自我定义。无论属于哪种类型，这些标记都传达了关系状态和治疗进展的重要信息，临床工作者明智的做法是通过元沟通的人际策略或即时关注关系过程的发展，来进行深入探索（Muran & Eubanks，2020）。这种暂时且根据情境偏离CBT的做法是有益的，它本身既是一种修正性人际体验，又能通过将工作关系恢复到足以重返CBT计划的状态而发挥作用。

### 练习10：应对当事人的阻抗

如前所述，治疗师的灵活性和持续根据特定当事人及情境调整CBT的做法，是循证实践最复杂、最全面形态的体现，包括在临床有指征时偏离CBT。对于这一偏离技术，我们专注于灵活运用以当事人为中心的技术，以解决在CBT过程中可能出现的当事人阻抗问题（Leahy，2003）。

具体而言，研究表明，当当事人对治疗方向或对治疗师表现出阻抗时，可以从CBT转向动机式访谈（MI）策略，并关注"精神"层面（e.g.，Westra et al.，2016）。阻抗是一种经常发生的临床现象，可能由一些常见诱因引起。例如，它可能反映了当事人对 CBT 与个人相关的逻辑或疗效的信念减弱，尽管他们有意愿减少症状和改善功能。另外，阻抗也可能是当事人对改变和远离熟悉事物（即使是不适应的）所表现出来的可理解的矛盾心理。这种阻抗会以直接形式（例如，不完成家庭作业、明确反对治疗原理、批评治疗师）或间接形式（例如，缺席会谈、在会谈中退缩、打断或转移话题）表现出来。但无论是何种形式，阻抗通常意味着当事人明显反对当前的会谈议程或治疗方向。重要的是，阻抗通常是当事人传达的一个有效信息，表明治疗与他们对改善的想法不一致、对改变持矛盾态度、治疗关系不协调，或者是这些因素的组合。无论出于何种原因，坚持当前的计划不太可能有所帮助，而在这种情况下，更多地采用以当事人为中心、以动机式访谈为原则的方法可能起到促进作用（Westra，2012；Westra & Constantino，2019）。

## 关于语音语调、面部表情和身体姿态的说明

在 CBT 刻意练习的总体目标中，我们寄希望于受训者能够培养在不同临床情境中应用这些技术的能力，并借此机会以符合自己风格和语言表达的方式来练习这些技术。正如我们鼓励扮演当事人的受训者调整刺激的难度（例如，他们的语调以及情感的质量和强度），也鼓励治疗师根据具体情况适当调整并尝试使用语音语调、面部表情和身体姿态。当然，这通常应遵循一些基本原则，比如表现出传达积极倾听和参与的非言语行为。然而，即便是像保持持续眼神交流这样的因素，也可能需要根据每位当事人的特征进行调整。与此相关，受训者在多种场合中经常会问，是最好尝试与当事人的语调和情感相匹配，还是在任何情况下都保持中性的语调和姿态？令人沮丧但明确的

答案是：这取决于具体情况。如前所述，研究表明治疗师的情感表达与治疗效果有关（Peluso & Freund，2018）。然而，这是一个总体效应，而在当事人与治疗师的二元关系层面，情感表达与治疗效果之间的关联是复杂的。因此，我们鼓励受训者在进行刻意练习活动时，注意自己的情感表达和非言语行为。

## 刻意练习在 CBT 训练中的角色

在本章及本书中的每项练习之前，我们都会对所涉及的技术进行简要的介绍，其中会涉及一些理论、研究以及普遍接受的应用原则。然而，无论是本书还是一般的刻意练习方法，本身都不足以让人全面掌握 CBT 技术。尽管我们预期本书将对各个水平的 CBT 训练和职业发展有所助益，但我们的工作模式一直是一种可以融入到一两个学期的实习课程或其他应用型课程的方法（参见附录 C 的教学大纲示例）。因此，受训者应在专门的课程学习和阅读材料中事先或同时接触 CBT 的理论与应用。正如我们在本章前面所述，这大致反映了陈述性知识和程序性知识之间的区别。本书中概述的 CBT 刻意练习方法并非旨在作为陈述性知识的主要来源。此外，它们也不是想要替代或代表实际工作表现、与真实当事人工作、培训案例或基于案例的督导（例如，回顾真实会谈的录音或录像）。

刻意练习方法在 CBT 训练中起到辅助作用，主要是通过增强核心阅读材料的学习效果并提高与真实当事人的工作表现来发挥作用的。例如，刻意练习方法可能为受训者提供第一次机会，将他们在课堂中学到的 CBT 教科书定义转化为向真实当事人提供治疗原理。这种模拟环境可以模仿临床互动，同时为受训者提供了行为演练和反馈的机会。在本章后续部分和全书中，我们将推荐更多关于 CBT 的原则、技术与培训相关的信息资源。

## 本书结构概览

本书分为三个部分。第一部分包含第 1 章和第 2 章，这两章详细阐述了如何进行这些练习的基本说明。通过测试，我们发现，如果一开始就提供过多的指导，会让训练者和受训者有压迫感，结果他们往往会选择跳过这些内容。因此，我们尽量使这些指导内容简洁明了，仅聚焦于训练者和受训者开始练习时所需要的最关键信息。关于充分利用刻意练习的进一步指引，请参阅第 15 章；至于如何监控和调整练习难度的额外说明，请参见附录 A。**请不要跳过第 2 章的说明，并且在熟悉基本说明后，请务必阅读第 15 章和附录 A 中的附加指导和说明。**

第二部分包含 10 个聚焦于技术的练习活动，按照难易程度排序，分为初阶、中阶和高阶（见表 1–1）。每个练习都包括一个简明的练习概述、指导受训者的当事人与治疗师的对话示例、分步的练习导引，以及一张掌握相关技术的技术标准清单。接下来呈现的就是当事人陈述和治疗师回应示例，也是按照从易到难的顺序（初阶、中阶和高阶）排列。当事人陈述和治疗师回应分开呈现，以便扮演治疗师的受训者在即兴回应时有更大的自由度，而不受回应示例的影响。只有受训者难以给出即兴回应时，才可以参考回应示例。第二部分的最后两个练习则是通过模拟咨询会谈，让受训者有机会综合练习前面的 10 项技术。练习 11（带注解的 CBT 会谈逐字稿）提供了心理咨询会谈示例的逐字稿，展示了 CBT 技术的运用，并清晰标注了所使用的技术，以此展示这些技术在真实的会谈中如何流畅的结合使用。我们邀请每位 CBT 受训者通过会谈示例逐字稿来进行练习，其中一人扮演治疗师，另一人扮演当事人，来体验一下会谈是如何展开的。练习 12（模拟 CBT 会谈）提供了如何进行实际模拟会谈的建议，以及按难易程度排列的当事人描述，受训者可以据此进行即兴的角色扮演。

第三部分包含第 15 章，为训练者和受训者提供了一些额外指导。第 2 章聚焦于程序性内容，而第 15 章则聚焦于整体性问题。该章节强调了充分利用刻意练习的六个关键点，介绍了灵敏回应的重要性、关注受训者的福祉、尊重受训者的隐私，以及训练者的自我评估等主题。

本书还包含三个附录。附录 A 提供了根据需要监控和调整每项练习难度的说明。它为扮演治疗师的受训者提供了一份刻意练习反应评估表，以指示这个练习是过于简单还是过于困难。附录 B 包含一个可选用的刻意练习日志表，为受训者提供了一种格式，以便他们在与督导师进行刻意练习集中训练会谈的间隔期间，探索和记录自己的体验。附录 C 提供了一个 CBT 课程大纲的示例，展示了如何将 12 项刻意练习活动和其他辅助材料整合到一个更全面的 CBT 训练课程中。讲师可以选择修改这个教学大纲，或者挑选其中的部分内容来融入自己的课程。

有关本书的补充材料，请参阅下方网站的"临床工作者和从业者资源"模块，其中包括本书的三个附录。网址为：https://www.apa.org/pubs/books/deliberate-practice-cognitive-behavioral-therapy.

# 第 2 章

# 认知行为疗法的刻意练习说明

本章提供了适用于本书所有练习的通用说明，也为每项练习提供了更具体的说明。第 15 章还为受训者和训练者提供了重要指导，帮助他们从刻意练习中充分受益。附录 A 提供了额外说明，以便受训者和训练者在完成某个难度级别的所有当事人陈述后，根据需要监控和调整练习的难度，其中包括一份刻意练习反应评估表，扮演治疗师的受训者可以通过填写这张表格来评估这些练习是过于困难还是过于简单。**难度评估是刻意练习过程中的一个重要环节，不宜跳过。**

## 总览

本书中的刻意练习活动包括模拟治疗中的假设情境进行的角色扮演。角色扮演需要由三个人来完成：一名受训者扮演治疗师，另一名受训者扮演当事人，而训练者（教授/督导师）负责观察并提供反馈。或者，也可以由一名朋辈受训者进行观察并提供反馈。

本书为每个角色扮演练习都提供了脚本，每个脚本都包括当事人陈述和治疗师的回应示例。当事人陈述按难度从初阶到高阶进行分级，不过这些难度分级也只是一个大概的估计，实际的难度取决于受训者的主观体验，并且因人而异。例如，某些受训者可能觉得当事人的愤怒不难处理，而另一些受训者则可能觉得非常困难。因此，受训者进行难度评估和调整难度是非常重要的，这样能确保他们在适当的难度水平上进行练习——既不太容易，也不过于困难。

## 时间框架

我们建议每次练习活动持续进行 90 分钟，大体安排如下。

- 开始 20 分钟：导入。训练者介绍 CBT 技术，并与一名志愿受训者一起演示练习过程。
- 中间 50 分钟：受训者两人一组进行练习。训练者或朋辈受训者在整个过程中提供反馈，并在每组陈述完成之后，根据需要监控或调整练习的难度（有关难度评估的更多信息，请参阅附录 A）。
- 最后 20 分钟：评估／反馈与讨论。

## 准备

- 每位受训者都需要自备本书。
- 每项练习都需要使用刻意练习反应评估表（参见附录 A）。
- 受训者两人一组。一人扮演治疗师，另一人扮演当事人（练习 15 分钟后，两人交换角色）。如前所述，还需要一位观察员，可以是训练者，也可以是一位朋辈受训者。

## 训练者的角色

训练者的主要责任如下。

1. 给出修正性反馈，包括受训者的回应在多大程度上达到了技术标准，以及任何关于如何提高回应质量的必要指导。
2. 提醒受训者在完成每一难度水平的当事人陈述（初阶、中阶和高阶）后，进行难度评估与调整。

## 如何练习

每项练习都包含详细的步骤说明。因为每个步骤都很重要，受训者应认真遵循这些说明进行练习。

## 技术标准

在前 10 个练习中，每项练习都聚焦于一个核心的 CBT 技术，并附有 3~5 个技术标准，用以描述该技术的重要组成部分或原则。

角色扮演的目标是让受训者能够即兴回应当事人陈述，这种回应的方式要做到（1）与当事人同频；（2）尽可能地符合技术标准；（3）让受训者感觉真实。

受训者可以拿到包含治疗师回应示例的脚本，能够对如何将技术标准融入具体的回应有一些直观感受。**需要注意的是，受训者在角色扮演时不要逐字逐句地照搬回应示例！心理治疗是高度个性化的、即**

兴的过程；刻意练习的目标是培养受训者在一个一致的框架内进行即兴回应的能力。死记硬背脚本回应会适得其反，不利于帮助受训者学习如何针对每个当事人进行反应灵敏、真实、贴切的个性化治疗。

两位作者共同撰写了所有脚本中的回应示例。然而，受训者的个人治疗风格可能与回应示例的风格略有不同或大相径庭。重要的是，随着时间的推移，受训者应发展出自己的风格和表达方式，同时能够根据模型的原则和策略进行干预。为此，本书中的练习设计之初就考虑到如何让受训者有更多机会进行即兴回应，这些回应需要基于各项技术标准和持续的反馈。受训者会注意到，一些回应示例并未完全符合所有技术标准：这些回应是作为示例提供的，展示了如何在优先考虑与当事人同频的情况下，灵活运用 CBT 技术。

此外，每个回应示例的重点都是针对特定的技术练习而编写的。例如，根据治疗背景、当事人性质、进行中的 CBT 个案概念化以及治疗师偏好，治疗师完全可以（且有能力）采用以行为为中心或以认知为中心的干预方式来应对特定当事人的反应。在"与行为工作"（练习 6）中，回应示例的设计更侧重于行为方面的工作；在"与认知工作"（练习 5）中，回应示例则更侧重于认知方面的工作。在进行特定技术练习时，应牢记当前练习的背景。受训者在练习与行为工作时，可能会本能地做出聚焦认知的回应；反之亦然。我们认为这并不一定是个问题；事实上，通过考虑对刺激的其他回应，并"尝试"符合 CBT 框架内的不同的治疗师回应，这为练习增添了有趣的变化。我们强调这一点，以便在比较个人的即兴回应和脚本中的治疗师回应时提供额外的背景信息。

角色扮演的目标是让受训者练习即兴回应当事人的陈述，这些即兴回应需要具备以下特征：

- 与当事人同频；
- 尽可能地符合技术标准；
- 让受训者感觉真实。

# 反馈

每次角色扮演后的回顾和反馈环节包含以下两个要素。

- 第一，扮演当事人的受训者简要地分享接受治疗师回应时的感受。这能够帮助受训者了解到他们与当事人同频的情况。
- 第二，训练者根据每项练习的技术标准提供简要的反馈（不超过 1 分钟）。反馈要具体、可操作、简短，以便给技术演练留出更多时间。如果一位训练者同时指导多组受训者，训练者应在教室内来回走动，观察所有的受训者小组，并提供简短的反馈。如果训练者不在场，那么扮演当事人的受训者可以根据技术标准以及自己在接受治疗干预时的感受，向治疗师提供反馈，或者也可以由第三位受训者进行观察并提供反馈。

训练者（或朋辈观察者）应记住，所有反馈都应具体且简短，不要偏离主题去讨论理论。我们有很多其他场合可以用来深入讨论 CBT 的理论和研究。在刻意练习中，最重要的是通过角色扮演，最大限度地利用时间进行持续的行为演练。

## 最终评估

在两位受训者分别角色扮演了当事人和治疗师之后，训练者要进行评估。参与者应基于这一评估进行简短的小组讨论。该讨论可以为课后作业和将来的刻意练习活动提供聚焦方向。为此，附录 B 提供了一个刻意练习日志表，该表格也可以从本书配套网站下载。受训者可以使用此表格作为模板，帮助他们在与督导师进行集中训练的间隔期间，探索和记录自己在刻意练习活动中的体验。

# 第二部分

# CBT 技术的刻意练习

本部分提供了 10 项针对 CBT 核心技术的刻意练习活动。这些练习按照治疗师的能力发展水平排序，从适合刚开始接受 CBT 训练的人员，到已经进阶到更高水平的人员。尽管我们预计大多数训练者会按照我们建议的顺序使用这些练习，但有些训练者可能会根据他们的训练情况采用不同的顺序。我们还提供了两个可以把 CBT 技术组合在一起的综合练习，一个是基于有注解的 CBT 会谈逐字稿的练习，另一个是模拟的 CBT 会谈。

# 第 3 章

# 练习 1：解释 CBT 的治疗原理

## 准备

1. 阅读第 2 章中的说明。

2. 附录 A 中的刻意练习反应评估表和附录 B 中的刻意练习日志表。

## 技术描述

### 技术难度等级：初阶

解释 CBT 的治疗原理是一项基本技术，有助于治疗顺利开始（King & Boswell，2019）。该技术应贯穿整个治疗过程，从而帮助促进合作性治疗关系、完善治疗计划。在治疗早期，CBT 的治疗过程往往更具说教性，但采用合作式风格也很重要。说教性较强的内容主要涉及描述 CBT 工作模型，清晰地提供一个与 CBT 一致的个案概念化和潜在治疗方案（包括描述和讨论治疗是什么样的、治疗目标是什么）。在讨论治疗原理和任务时，与预期的会谈和治疗结构有关的基本信息非常重要（例如，建立会谈将包括设定议程以及鼓励进行会谈间的活动的预期）。正如金和博斯韦尔所述：

> 在治疗初期，建立一个合理的、以目标为导向的框架，可以增加当事人对治疗的信任感，也能促进任务的完成和对积极治疗效果的期待。为了增强该框架的说服力，治疗师通常会引用相关的研究证据来支持其观点。（King & Boswell，p. 36）

治疗师可以在未受提示的情况下，或者当当事人询问 CBT 的工作原理、CBT 治疗师的工作方法以及会谈中将会发生什么事情时，使用这项技能。与 CBT 的许多方法一样，解释治疗原理并不是一个孤立的事件；相反，它可以根据需要来使用，尤其是在当事人对 CBT 模型的某些部分表示疑惑或怀疑时。提供治疗原理、建立清晰框架，以及引用研究证据是循证 CBT 方案的标志（King & Boswell，2019）。当事人在治疗早期对治疗效果的积极预期（Constantino，Vîslă，et al.，2018）和对治疗可信度的感知（Constantino，Coyne，et al.，2018）都与更好的治疗效果相关。

## 治疗师解释 CBT 的治疗原理示例

### 示例 1

**当事人**：［好奇］这种方法对我这样的人有帮助吗？

**治疗师**：是的，通常这种方法对像你这样的人很有帮助。这是一种经过充分研究的方法，它的有效性在各种类型的当事人和问题上都得到了大量支持。当然，每个人都是独特的，体验事情的方式也不同，因此，我们会根据你的需要和偏好调整我们的工作，并确保我们会优先关注哪些方法对你有效，哪些无效。

## 示例 2

**当事人：**［紧张］我以前从来没有接受过心理治疗，我们在这里会谈些什么？

**治疗师：**我们可能会谈各种各样的事情。但最终，我们想要关注的，还是对你来说最重要的事情。我们会设定治疗目标；我们会教你一些识别并改变想法和行为的技巧；你会通过做家庭作业来练习；我们会在每次会谈开始时设定一个议程，并处理你想要得到帮助的具体、明确的事情；我们还会监测治疗进展，如果没有取得我们想要的进展，我们就会做出调整。

## 示例 3

**当事人：**［担忧］我真的很想知道我为什么会变成现在这个样子。我觉得了解我的过去和童年经历非常重要，但是听起来这种方法好像没有涉及这些内容？

**治疗师：**这一点需要重点澄清一下。我也认为过去很重要，而且过去的经历与认知行为疗法也有关系。虽然我们倾向于关注现在和当前发生的事情，但你的过去绝不是"禁区"。事实上，我们可能需要讨论你过去的经历，以便更好地了解你现在的生活。当我们两个人都认为这些很重要时，我们会深入探讨，同时确保我们把这些事情与对你现在最有帮助的事情联系起来。你觉得这样做能满足你的期待吗？

| 练习指导 |
|---|
| **第一步：角色扮演并反馈** |
| • 当事人说出第一个初阶难度的当事人陈述，治疗师根据技术标准做出即兴回应。 |
| • 训练者（没有训练者则由当事人）根据技术标准提供简短的反馈。 |
| • 当事人重复上述陈述，治疗师再次做出即兴回应。训练者（或当事人）再次提供简短的反馈。 |
| **第二步：重复** |
| • 重复第一步，直到完成所有当前难度等级（初阶、中阶、高阶）的陈述。 |
| **第三步：评估并调整难度等级** |
| • 治疗师完成刻意练习反应评估表（见附录 A），并决定是否调整难度等级。 |
| **第四步：重复** |
| • 重复第一步至第三步，至少 15 分钟。 |
| • 交换角色，重新开始。 |

## 练习 1 的可选变体

在最后一轮练习中，扮演当事人的受训者即兴提出一个在训练过程中一直困扰他们的问题或关于 CBT 模型的疑虑。这可以是他们在训练中遇到的，也可以是他们从真实培训案例中听到的。然后，扮演治疗师的受训者尝试针对这个关于 CBT 治疗原理的问题给出回应。接着，当事人可以分享治疗师的回应是否具有说服力或令人信服。请注意，当事人应该谨慎地只谈论他们感觉舒适的话题。

| 技术标准 |
| --- |
| 1. 确认当事人的体验。 |
| 2. 解释 CBT 如何解决问题的逻辑。 |
| 3. 激发对有效使用 CBT 的希望。 |
| 4. 为 CBT 的基本特征和效果设定适当的预期。 |
| 5. 保持充分的眼神交流，身体前倾。 |

现在轮到你了！请按照练习指导中的第一步和第二步进行练习。

**请记住**：角色扮演的目标是让受训者练习即兴回应当事人陈述，这种回应需要使用技术标准，并且要让受训者感觉真实。**本练习的末尾提供了治疗师对每个当事人陈述的回应示例。在阅读示例之前，受训者应尝试独立做出即兴回应。**

| 练习 1 的初阶难度当事人陈述 |
| --- |
| **初阶当事人陈述 1** |
| ［好奇］这种方法对我这样的人有帮助吗？ |
| **初阶当事人陈述 2** |
| ［好奇］治疗是如何进行的？ |
| **初阶当事人陈述 3** |
| ［紧张］我以前从来没有接受过心理治疗，我们在这里会谈些什么？ |
| **初阶当事人陈述 4** |
| ［紧张］我以前从来没有接受过心理治疗，我们只是谈论我的过去或成长经历吗？ |

 在进入下一个难度之前评估并调整难度（参见练习指导中的

第三步）。

| 练习 1 的中阶难度当事人陈述 |
| --- |
| **中阶当事人陈述 1** |
| ［困惑］我不太明白谈论我的感受有什么用。 |
| **中阶当事人陈述 2** |
| ［紧张］我的条理性很差，所以我很担心能否正确完成所有作业。 |
| **中阶当事人陈述 3** |
| ［拒绝］我不确定这是否适合我。 |
| **中阶当事人陈述 4** |
| ［紧张］你说得很有道理。我知道这种工作方式对其他人有帮助，但我不确定它是否适合我。 |
| **中阶当事人陈述 5** |
| ［害怕］我之前的治疗经历很糟糕，我不确定这是否真的有帮助。这次会有什么不同？ |
| **中阶当事人陈述 6** |
| ［不耐烦］这需要多久才能见效？我没有那么多时间和钱。 |

在进入下一个难度之前评估并调整难度（参见练习指导中的第三步）。

| 练习 1 的高阶难度当事人陈述 |
| --- |
| **高阶当事人陈述 1** |
| ［害怕］我之前有过糟糕的治疗经历。上一位治疗师让我谈论和回忆过去的创伤，结果我住院了！我怎么知道我能不能信任你？ |

| 练习 1 的高阶难度当事人陈述 |
| --- |

**高阶当事人陈述 2**

［无助］我小时候受过虐待，最近我总是想起这件事。我的男朋友试图帮助我积极面对，但我还是感觉很沮丧。有时候，我觉得如果我死了，大家都会好过一点。①

**高阶当事人陈述 3**

［愤怒］我的医生说我必须来找你解决我的"愤怒问题"。有时候我一生气就会失控打人。当别人说蠢话时，我就会特别愤怒！你确定你能帮我解决这个问题吗？

**高阶当事人陈述 4**

［担忧］我真的很想知道我为什么会变成现在这个样子。我觉得了解我的过去和童年经历真的很重要，但是听起来这种方法好像没有涉及这些内容？

✋ 评估并调整难度（参见练习指导中的第三步）。如果适当的话，请按照指导将练习变得更具挑战性（参见附录 A）。

---

① 诸如"有时候，我觉得如果我死了，大家都会好过一点"这样的表达可能反映的是一种感受，而不是伤害自己的意图。然而，治疗师应该使用多种情境的当事人指标来确定其是否有自杀意图。面对可能有自伤或自杀风险的当事人，受训治疗师应该寻求密切的督导。如果当事人有自杀风险，治疗师应当考虑进行自杀评估，并考虑转介或选择专门针对自杀问题的治疗方法，例如自杀的合作式评估与管理。——编者注

# 治疗师回应示例：解释 CBT 的治疗原理

**请记住**：在阅读示例之前，受训者应尝试自己即兴回应。**不要逐字阅读以下回应，除非你自己无法做出回应！**

| 对练习 1 初阶难度当事人陈述的回应示例 |
|---|

**对初阶当事人陈述 1 的回应示例**

是的，通常这种方法对像你这样的人很有帮助。这是一种经过充分研究的方法，它的有效性在各种类型的当事人和问题上都得到了大量支持。当然，每个人都是独特的，体验事情的方式也不同，因此，我们会根据你的需要和偏好调整我们的工作，并确保我们会优先关注哪些方法对你有效，哪些无效。

**对初阶当事人陈述 2 的回应示例**

这是个好问题！在认知行为疗法中，我们会关注你的认知，也就是你的想法，以确定我们是否可以教你一些管理它们的技巧，从而帮助你解决你希望解决的问题。这样回答你的问题了吗？

**对初阶当事人陈述 3 的回应示例**

我们可能会谈各种各样的事情。但最终我们想要关注的，还是对你来说最重要的事情。我们会设定治疗目标；我们会教你一些识别并改变想法和行为的技巧；你会通过做家庭作业来练习；我们会在每次会谈开始时设定一个议程，并处理你想要得到帮助的具体、明确的事情；我们还会监测治疗进展，如果没有取得我们想要的进展，我们就会做出调整。

**对初阶当事人陈述 4 的回应示例**

我能理解，治疗对你来说可能有点神秘。我确实对你的过往经历很感兴趣。一般来说，CBT 强调**当前**和**未来**的经历，不过我们可能需要讨论你过去的经历，以帮助我们更好地理解当前的情况。

## 对练习 1 中阶难度当事人陈述的回应示例

### 对中阶当事人陈述 1 的回应示例

这是一个常见的担忧，很感谢你分享出来。我们的目的并不是仅仅为了谈感受而谈感受，而是希望你能够以新的方式体验你的感受。这将帮助你更客观地反思它们，并以更具适应性的方式应对它们，从而满足自己的需求，过上自己想要的生活。

### 对中阶当事人陈述 2 的回应示例

我理解你的担忧。首先，我想澄清一下你的担忧到底是什么。一般来说，在布置家庭作业之前，我们会花一些时间思考是什么让你难以完成，并想出一两个策略来帮助你。你觉得怎么样？

### 对中阶当事人陈述 3 的回应示例

我认为承认这一点非常重要。我想更好地了解你担忧背后的原因。很多人对治疗是否适合自己，或者某种特定类型的治疗是否适合自己，通常感到不确定。据我目前所听到的，我相信治疗可以帮助你，但我希望帮助你做出明智的选择，以最好地满足你目前的需求。

### 对中阶当事人陈述 4 的回应示例

我很高兴你愿意分享你的不确定感。如果你不介意的话，我想花一些时间来探讨一下哪些地方不太适合你。我们可以列出或讨论几种不同类型的治疗方式，这样你可以决定哪种最适合你。我建议我们把这个话题放在今天会谈的议程上。你觉得怎么样？

### 对中阶当事人陈述 5 的回应示例

考虑到你之前的糟糕经历，我明白为什么你会怀疑心理治疗是否有帮助。坦率地说，我认为每个治疗过程都是不同的，这次对你可能也会有所不同。我认为有必要讨论一下你之前的治疗经历，尤其是哪些是没有帮助的，哪些是有帮助的。你觉得怎么样？

| 对练习 1 中阶难度当事人陈述的回应示例 |
| --- |

**对中阶当事人陈述 6 的回应示例**

这个问题很重要，也很难回答。我知道你听了可能会很沮丧，但答案是视情况而定。这种治疗方法一般是短期的，具有良好的效果记录，但每个人的情况不一样。我们将在每次会谈中监测治疗进展，并期望在 6~8 次会谈后看到改善。如果没有看到改善，我们将会讨论接下来需要做出哪些改变。

| 对练习 1 高阶难度当事人陈述的回应示例 |
| --- |

**对高阶当事人陈述 1 的回应示例**

很遗憾听到你有这些不愉快的经历。这听起来真的很难，我觉得你问这个问题是可以理解的。首先，我想明确一点，在我们的治疗工作中，你永远不会被"强迫"做任何事情。我们不一定要深入探讨你过去的创伤经历，但了解一下你与前任治疗师所做的工作，以及你住院时的情况，对我们的治疗会很有帮助。我还建议我们今天优先讨论如何在我们的工作中建立和保持信任感。你觉得怎么样？

**对高阶当事人陈述 2 的回应示例**

我想这种感觉一定很难受。有时你会想，如果你死了，大家都会好过一些。我不想把我的想法强加给你，但听起来你还是有一些希望，例如，今天让你来到这里的原因。我们能不能探讨一下"如果你死了，大家都会好过一些"这个想法？

**对高阶当事人陈述 3 的回应示例**

听起来你现在很生气。让我们来谈谈你担心是否能得到你想要的帮助。我们可以把这个列入今天的议程。我还想和你谈谈我们如何制订一个计划，以应对你在这里感到愤怒的情况。我们今天能谈谈这个吗？我想先了解一下你认为你的愤怒问题有多严重。

| 对练习 1 高阶难度当事人陈述的回应示例 |
|---|
| **对高阶当事人陈述 4 的回应示例** |
| 这一点需要重点澄清一下。我也认为过去很重要，而且过去的经历与认知行为疗法也有关系。虽然我们倾向于关注现在和当前发生的事情，但你的过去绝不是"禁区"。事实上，我们可能需要讨论你过去的经历，以便更好地了解你现在的生活。当我们两个都认为这些很重要时，我们会深入探讨，同时确保我们把这些事情与对你现在最有帮助的事情联系起来。你觉得这样做能满足你的期待吗？ |

# 第 4 章

# 练习 2：设定目标

## 准备

1. 阅读第 2 章中的说明。

2. 附录 A 中的刻意练习反应评估表和附录 B 中的刻意练习日志表。

## 技术描述

### 技术难度等级：初阶

CBT 是一种结构化的、以行动和目标为导向的治疗方法。在治疗早期确立共同的治疗目标和任务，不仅有助于建立积极的工作同盟和一致的期望（这两者都有助于实现良好的治疗效果），还能为治疗提供个性化的路线图。简单地说，如果一个人不知道目的地，就很难驾驭这段旅程。而设定短期和中期目标有助于实现长期目标。此外，一些研究表明，参与者在治疗早期对目标和任务达成一致，对 CBT 的治疗效果尤为重要（Webb et al.，2011）。

尽管治疗师应该在 CBT 开始时就使用了这项技术，但关注和协商目标和任务并非仅限于早期治疗阶段。即使某次会谈中没有明确讨论，目标和任务也始终在幕后存在。此外，随着治疗的推进，它们可能需要密切关注。例如，在当事人掌握了一项技能并希望转而关注其他事情时，或者治疗进展停滞或未能取得进展时。此外，与协商会谈议程类似，这不是治疗师单向"传递"的技术，而是一种典型的（也是最有用的）合作活动。这项技术的一大关键是与当事人协商**他们所重视的个性化 CBT 目标**，以及相应的治疗框架（个人化的解释）和与目标相一致的工作任务。

## 治疗师设定目标示例

### 示例 1

**当事人**：［平静］我只是想更快乐一些。

**治疗师**：想变得更快乐是一个合理的目标。不过，我在想，我们是否可以把它细分为一些更具体的内容？比如，更快乐对你来说具体是什么样的？确切地说，你的生活会有什么不同？

### 示例 2

**当事人**：［紧张］我就是不想再焦虑了。我受够了。

**治疗师**：我知道这样很累，没有人会因为你有这样的目标而责怪你。像你这样的情况，我们希望将焦虑降到更容易控制的水平。说得再准确一些，你的目标是**减少焦虑**，还是想彻底**消除焦虑，永远**不再感到焦虑？

## 示例 3

**当事人：**［哭泣］我无法想象会有什么变化。我感到非常绝望。

**治疗师：**我能理解你很难想象事情会有什么不同，而且在这个时候，一部分的你可能会被即将到来的工作压得喘不过气来。但还有另一部分的你，今天带你来到了这里，而这并非微不足道，它让我对你充满希望。也许这种绝望的感觉本身就是一个值得解决的问题（即减少或克服），是我们的一个咨询目标。对此你有什么想法吗？

| 练习指导 |
| --- |
| **第一步：角色扮演并反馈** |
| • 当事人说出第一个初阶难度的当事人陈述，治疗师根据技术标准做出即兴回应。<br>• 训练者（没有训练者则由当事人）根据技术标准提供简短的反馈。<br>• 当事人重复上述陈述，治疗师再次做出即兴回应。训练者（或当事人）再次提供简短的反馈。 |
| **第二步：重复** |
| • 重复第一步，直到完成所有当前难度等级（初阶、中阶、高阶）的陈述。 |
| **第三步：评估并调整难度等级** |
| • 治疗师完成刻意练习反应评估表（见附录 A），并决定是否调整难度等级。 |

| 练习指导 |
|---|

**第四步：重复**

- 重复第一步至第三步，至少 15 分钟。
- 交换角色，重新开始。


# 练习 2 的可选变体

　　在最后一轮练习中，扮演当事人的受训者即兴提出一个与目标有关的问题或僵局，这个问题是他们直接从真实的培训案例中听到的。然后，扮演治疗师的受训者尝试针对这个关于 CBT 目标的问题给出回应。接着，当事人可以分享治疗师的回应是否具有说服力和合作性。请注意，当事人应该谨慎地只谈论他们感觉舒适的话题。

| 技术标准 |
|---|

1. 提出符合个性化 CBT 个案概念化的 CBT 目标和任务。
2. 邀请当事人对目标和任务提出意见并达成共识。
3. 展示灵活性。
4. 强调具体、可执行和可衡量的目标。

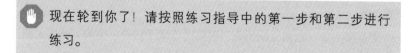

现在轮到你了！请按照练习指导中的第一步和第二步进行练习。

　　**请记住**：角色扮演的目标是让受训者练习即兴回应当事人陈述，这种回应需要使用技术标准，并且要让受训者感觉真实。**本练习的末尾提供了治疗师对每个当事人陈述的回应示例。在阅读示例之前，受**

训者应尝试独立做出即兴回应。

| 练习 2 的初阶难度当事人陈述 |
| --- |
| **初阶当事人陈述 1** |
| ［平静］我只是想更快乐一些。 |
| **初阶当事人陈述 2** |
| ［好奇］天哪！我甚至不知道该从哪里开始想象我的幸福。 |
| **初阶当事人陈述 3** |
| ［紧张］我就是不想再焦虑了。我受够了。 |
| **初阶当事人陈述 4** |
| ［好奇］这需要多久？ |
| **初阶当事人陈述 5** |
| ［紧张］你是专家，所以我会听从你认为最好的建议。 |

在进入下一个难度之前评估并调整难度（参见练习指导中的第三步）。

| 练习 2 的中阶难度当事人陈述 |
| --- |
| **中阶当事人陈述 1** |
| ［紧张］我本以为我们可以随便聊聊，说说每周我脑海里想到的事情。 |
| **中阶当事人陈述 2** |
| ［困惑］我不确定我是否想在这里做家庭作业或练习。 |
| **中阶当事人陈述 3** |
| ［哭泣］我无法想象会有什么变化。我感到非常绝望。 |

| 练习 2 的中阶难度当事人陈述 |
| --- |
| **中阶当事人陈述 4** |
| ［焦虑］我不想进行任何暴露疗法。 |
| **中阶当事人陈述 5** |
| ［激动］老实说，我的主要问题是我的伴侣。 |
| **中阶当事人陈述 6** |
| ［焦虑］我想找一份工作、找一个新伴侣、减肥、变得更快乐、不那么焦虑、变得更外向，还想解决一些我的伤心事。 |

 在进入下一个难度之前评估并调整难度（参见练习指导中的第三步）

| 练习 2 的高阶难度当事人陈述 |
| --- |
| **高阶当事人陈述 1** |
| ［不耐烦］我觉得我的大脑出了问题，我可能只需要吃药。 |
| **高阶当事人陈述 2** |
| ［恼火］我无法保证每周都来这里。我的日程安排不确定，而且我没有车。 |
| **高阶当事人陈述 3** |
| ［恼火］我觉得这行不通，所以我不确定设定目标是否有意义。 |
| **高阶当事人陈述 4** |
| ［生气］你只需要给保险公司写下目标，就能拿到钱了。 |
| **高阶当事人陈述 5** |
| ［生气］很难想出目标是什么，因为我真的不太确定我们在这里做什么。 |

✋ 评估并调整难度（参见练习指导中的第三步）。如果适当的话，请按照指导将练习变得更具挑战性（参见附录 A）。

## 治疗师回应示例：设定目标

请记住：在阅读示例之前，受训者应尝试自己即兴回应。**不要逐字阅读以下回应，除非你自己无法做出回应！**

| 对练习 2 初阶难度当事人陈述的回应示例 |
| --- |
| **对初阶当事人陈述 1 的回应示例** |
| 想变得更快乐是一个合理的目标。不过，我在想，我们是否可以把它细分为一些更具体的内容？比如，更快乐对你来说具体是什么样的？确切地说，你的生活会有什么不同？ |
| **对初阶当事人陈述 2 的回应示例** |
| 我能理解这一点。也许我们可以先把范围缩小一点，比如，一个月后，我们怎么知道你是否更快乐？什么样的迹象能说明这一点呢？ |
| **对初阶当事人陈述 3 的回应示例** |
| 我知道这样很累，没有人会因为你有这样的目标而责怪你。像你这样的情况，我们希望将焦虑降到更容易控制的水平。说得再准确一些，你的目标是**减少**焦虑，还是想彻底**消除**焦虑，**永远**不再感到焦虑？ |
| **对初阶当事人陈述 4 的回应示例** |
| 这个问题很重要。答案是，这部分取决于你的目标和偏好。可以说，这种治疗不会是无限期的，因为我会教你一些技能，让你成为自己的治疗师，能够独立继续治疗。告诉我更多关于你的问题吧。你是担心要一直待在这里吗？ |

| 对练习 2 初阶难度当事人陈述的回应示例 |
|---|

**对初阶当事人陈述 5 的回应示例**

在某些方面我确实是个专家，但我想避免单方面决定你的目标以及我们如何实现这些目标。而且，你才是最了解自己的人，包括你需要什么以及你对我们工作的偏好。我有一些想法，但我认为我们最好还是一起讨论和计划。你觉得怎么样？

| 对练习 2 中阶难度当事人陈述的回应示例 |
|---|

**对中阶当事人陈述 1 的回应示例**

我们确实希望优先考虑对你来说最重要的事情。事实上，今天我们将一起为你的治疗制定一个总体路线图，并在每次会谈中共同确定一个议程。我们可能会发现，一些反复出现的主题会逐渐浮现并推动我们的工作（而不仅仅是想到了什么）。这样可行吗？

**对中阶当事人陈述 2 的回应示例**

正如我们已经讨论过的，CBT 的方法倾向于强调在做中学，尤其是要在会谈间隙和日常生活中进行尝试。虽然每个人的情况不同，但如果不尝试新事物并将其应用到日常生活中，就很难将我们在这里做的迁移或推广到你的日常生活中。当然，这可以有很多不同的实现方式，具体取决于你的偏好和每周的特定情况。也许我们可以讨论一下你对家庭作业的担忧和期望？

**对中阶当事人陈述 3 的回应示例**

我能理解你很难想象事情会有什么不同，而且在这个时候，一部分的你可能会被即将到来的工作压得喘不过气来。但还有另一部分的你，今天带你来到了这里，而这并非微不足道，它让我对你充满希望。也许这种绝望的感觉本身就是一个值得解决的问题（即减少或克服），是我们的一个咨询目标。对此你有什么想法吗？

## 对练习 2 中阶难度当事人陈述的回应示例

### 对中阶当事人陈述 4 的回应示例

我明白了。如果你不介意的话，我们可以花一些时间讨论一下暴露练习是什么样子的，并讨论一下你所担心的问题。我们也可以选择讨论其他内容。

### 对中阶当事人陈述 5 的回应示例

我想听听这方面的更多细节。如果人际关系问题是你最关心的，我们可以把工作重点放在这方面。在我们的咨询工作中，我们需要把重点放在你可以改变的事情上。在今天的会谈中，我们可以花点时间进行头脑风暴，讨论一下这些事情可能是什么。

### 对中阶当事人陈述 6 的回应示例

在我看来，这些都是很有价值的目标。有没有办法找出一些共同点，或者优先考虑其中的一两个目标先开始呢？我想知道这些目标是否有重叠或有联系？

## 对练习 2 高阶难度当事人陈述的回应示例

### 对高阶当事人陈述 1 的回应示例

一些有类似问题的人确实能从药物治疗或 CBT 和药物相结合的治疗中获益。虽然生物学因素很重要，但我不确定是否应该把这归结为你的大脑生病了。即使我们这样假设，CBT 也能改变你的大脑。我们花几分钟时间讨论一下你的选择，好吗？

### 对高阶当事人陈述 2 的回应示例

了解这一点很重要。证据似乎表明，平均而言，每周一次的持续性治疗是最好的。我们能否更详细地讨论一下你的顾虑，并一起想办法制订一个计划，帮助你按时参加会谈，以及当有事情发生的时候我们如何进行沟通。怎么样？

| 对练习 2 高阶难度当事人陈述的回应示例 |
|---|
| **对高阶当事人陈述 3 的回应示例** |
| 我认为我们应该探讨一下你对治疗的合理担忧，以及治疗"有效"或"无效"可能意味着什么。你愿意进一步讨论这个问题吗？ |
| **对高阶当事人陈述 4 的回应示例** |
| 好的，所以如果我没理解错的话，你是觉得我制定目标是出于其他原因，而不是为了帮助你，是这样吗？你似乎担心我是否真的关心你。你应该相信你的治疗师是真的关心你，而不仅仅是为了赚钱。所以让我们把这个问题列入议程，好好谈谈，可以吗？ |
| **对高阶当事人陈述 5 的回应示例** |
| 你说的这一点很重要，我明白这可能会让我们很难制定目标。请澄清一下，这种不确定性是指治疗本身，还是我们刚开始介绍的 CBT 模型？进展可能看起来有点缓慢，但确定潜在目标也可以为我们在这里的工作提供参考。 |

第 5 章

# 练习 3：协商会谈议程

## 准备

1. 阅读第 2 章中的说明。

2. 附录 A 中的刻意练习反应评估表和附录 B 中的刻意练习日志表。

## 技术描述

### 技术难度等级：初阶

协商会谈议程是一项基本技术，有助于会谈顺利启动，明确对会谈的期待，并促进治疗师和当事人在具体目标和任务上的持续合作。此外，一些研究表明，诸如设定议程等技术与 CBT 中的症状减轻有着独特的关联（DeRubeis & Feeley，1990）。治疗师可以在大多数 CBT 会谈的开始阶段使用这种技术。然而，就像 CBT 的许多其他工作一样，协商会谈议程并不是一个孤立的事件，而是整个会谈和时间管理的基础，需要在会谈的各个节点予以关注。此外，这不是治疗师单向"传递"的技术，而是一项典型的（也是最有用的）合作活动。治疗师应直接征求当事人对议程的意见。这项技术的一大关键是与当事人协商他们所重视的个性化 CBT 议程，其中包括他们至少在一定程度上有动力去努力实现的治疗目标。当议程协商的方向似乎与既定的治疗框架和计划不一致时，治疗师可能需要依赖本书涵盖的一些更高阶的技术（见练习 8~10）。

## 治疗师协商会谈议程示例

### 示例 1

**当事人：**［平静］我不知道今天该说些什么。

**治疗师：**好的。根据你最开始说的你所关心的问题，我为今天的会谈暂定了一个议程。我们可以先看看，并听听你的意见。我们也可以先回顾一下家庭作业，看看是否还有其他议程。你觉得怎么样？

### 示例 2

**当事人：**［紧张］我觉得我今天还没准备好做这件事。

**治疗师：**好的，我们可以重新审视，也可能修改我们今天的计划。不如我们先退一步，探讨一下你对这个问题的想法？在我们讨论议程时，你注意到自己有什么想法吗？

## 示例 3

**当事人**：［紧张］我知道我们原本计划今天要讨论暴露练习的，但有一件事我想先谈谈。

**治疗师**：我是这么想的。根据我的经验，暴露练习可能会让人害怕，也很有挑战性。而且我发现，如果我们一开始就因为别的事情而推迟，那么它就会变得越来越容易被继续推迟。然后，我们就会发现，我们偏离了约定的计划。所以，我的建议是：我们先进行一些暴露练习，争取为其他话题留出一些时间。你觉得怎么样？

| 练习指导 |
| --- |
| **第一步：角色扮演并反馈** |
| • 当事人说出第一个初阶难度的当事人陈述，治疗师根据技术标准做出即兴回应。 |
| • 训练者（没有训练者则由当事人）根据技术标准提供简短的反馈。 |
| • 当事人重复上述陈述，治疗师再次做出即兴回应。训练者（或当事人）再次提供简短的反馈。 |
| **第二步：重复** |
| • 重复第一步，直到完成所有当前难度等级（初阶、中阶、高阶）的陈述。 |
| **第三步：评估并调整难度等级** |
| • 治疗师完成刻意练习反应评估表（见附录 A），并决定是否调整难度等级。 |
| **第四步：重复** |
| • 重复第一步至第三步，至少 15 分钟。 |
| • 交换角色，重新开始。 |

## 练习 3 的可选变体

在最后一轮练习中，扮演当事人的受训者即兴提出一个与议程有关的问题或僵局，这个问题是他们直接从真实的培训案例中听到的。然后，扮演治疗师的受训者尝试针对这个关于 CBT 议程的问题给出回应。接着，当事人可以分享治疗师的回应是否具有合作性和 CBT 一致性。请注意，当事人应该谨慎地只谈论他们感觉舒适的话题。

| 技术标准 |
| --- |
| 1. 提出一个符合 CBT 个案概念化的 CBT 议程。 |
| 2. 邀请当事人对议程提出意见并达成共识。 |
| 3. 展示灵活性。 |
| 4. 保持一定程度的框架或结构（即议程可能会有变化，但总体上都会或多或少地明确界定对会谈目标和任务的预期）。 |

> 现在轮到你了！请按照练习指导中的第一步和第二步进行练习。

**请记住：**角色扮演的目标是让受训者练习即兴回应当事人陈述，这种回应需要使用技术标准，并且要让受训者感觉真实。**本练习的末尾提供了治疗师对每个当事人陈述的回应示例。在阅读示例之前，受训者应尝试独立做出即兴回应。**

| 练习 3 的初阶难度当事人陈述 |
| --- |
| **初阶当事人陈述 1** |
| ［平静］我不知道今天该说些什么。 |

| 练习 3 的初阶难度当事人陈述 |
| --- |
| **初阶当事人陈述 2** |
| ［好奇］那么，我们今天的会谈议程是什么？ |
| **初阶当事人陈述 3** |
| ［紧张］我觉得我今天还没准备好解决这个问题。 |
| **初阶当事人陈述 4** |
| ［不安］抱歉，我迟到了。我记错了时间。 |
| **初阶当事人陈述 5** |
| ［好奇］我不确定有什么议程。我和之前的治疗师在一起时，我就是想到什么就说什么。 |

🤚 在进入下一个难度之前评估并调整难度（参见练习指导中的第三步）。

| 练习 3 的中阶难度当事人陈述 |
| --- |
| **中阶当事人陈述 1** |
| ［紧张］你是专家，请告诉我今天该做什么。 |
| **中阶当事人陈述 2** |
| ［紧张］我知道我们原计划今天要讨论暴露练习，但有一件事我想先谈谈。 |
| **中阶当事人陈述 3** |
| ［紧张］我的伴侣想让我们今天谈谈一些事情。 |
| **中阶当事人陈述 4** |
| ［不以为然］我不确定这样做是不是最佳利用了我今天的时间。 |

| 练习 3 的中阶难度当事人陈述 |
|---|

**中阶当事人陈述 5**

［激动］哇！你不会相信这周发生了什么。说来话长……

🤚 在进入下一个难度之前评估并调整难度（参见练习指导中的第三步）。

| 练习 3 的高阶难度当事人陈述 |
|---|

**高阶当事人陈述 1**

［烦躁］这周糟透了，我今天不想说话。

**高阶当事人陈述 2**

［悲伤］我认为我们的咨询很有帮助。但是，我的抑郁越来越严重了。今天，我在开车来咨询的路上，就想象着自己开车冲下桥。老实说，想象不用为了让自己感觉好一些而继续努力，这让我如释重负。

**高阶当事人陈述 3**

［恼火］这项议程听起来还不错。我不知道，我不觉得这有什么用，所以我不确定这是否重要。

**高阶当事人陈述 4**

［沮丧］说实话，在过去的几次咨询中，我一直对我们的重点感到困惑，我们一直在关注我的挑战。我的家人说我应该保持乐观，多笑笑，不要想任何消极的事情。我们一定要讨论我的挑战吗？

**高阶当事人陈述 5**

［好奇］我在网上读到一篇文章，说有一种新的能量愈合技术可以帮助人们，比 CBT 快 10 倍，而且治疗师很容易学会。我带了一份打印出来的文章和说明。我们可以谈谈，今天试试这个，可以吗？

> 🖐 评估并调整难度（参见练习指导中的第三步）。如果适当的话，请按照指导将练习变得更具挑战性（参见附录 A）。

## 治疗师回应示例：协商会谈议程

请记住：在阅读示例之前，受训者应尝试自己即兴回应。**不要逐字阅读以下回应，除非你自己无法做出回应！**

| 对练习 3 初阶难度当事人陈述的回应示例 |
| --- |
| **对初阶当事人陈述 1 的回应示例** |
| 好的。根据你最开始说的你所关心的问题，我为今天的会谈暂定了一个议程。我们可以先看看，并听听你的意见。我们也可以先回顾一下家庭作业，看看是否还有其他议程。你觉得怎么样？ |
| **对初阶当事人陈述 2 的回应示例** |
| 我们可以一起想想，好吗？我想我们可以先回顾一下你上周家庭作业的情况，包括出现的任何问题。这样就可以很好过渡到我今天想在这里介绍和练习的内容。我们可以用这次会谈的大部分时间来讨论这个问题，然后留出一些时间来制订下周的计划。当然，我也想确保我们能留出时间讨论你今天想讨论的其他任何事情。你有什么想补充的吗？ |
| **对初阶当事人陈述 3 的回应示例** |
| 好的，我们可以重新审视，也可能修改我们今天的计划。不如我们先退一步，探讨一下你对这个问题的想法？在我们讨论议程时，你注意到自己有什么想法吗？ |

| 对练习 3 初阶难度当事人陈述的回应示例 |
|---|
| **对初阶当事人陈述 4 的回应示例** |
| 出错很正常，我们可以调整。你觉得下面的计划怎么样？我们可以花几分钟时间回顾一下自上次会谈以来你所做的工作，然后讨论一下从今天到下次会谈期间，什么对你来说最有帮助——是继续执行原计划，还是做一些调整？ |
| **对初阶当事人陈述 5 的回应示例** |
| 是的，有些疗法比其他疗法结构性弱一些。我们所采取的方法更偏向结构化。不管怎样，我都希望我们能把重点放在对你来说最重要的事情上。根据我的经验，在与你目标相关的大体计划框架内做这件事会很有帮助，这样可以让事情有条不紊，继续推动我们的工作向前发展。如果你不介意的话，我想多听听你对在这里采用更多结构化方式的看法。 |

| 对练习 3 中阶难度当事人陈述的回应示例 |
|---|
| **对中阶当事人陈述 1 的回应示例** |
| 我想，在某些方面我是专家，但我想避免单方面决定我们今天怎么安排时间。而且，你才是最了解自己的人。我对我们的议程有一些想法，但我认为我们最好还是一起讨论和规划。我很想听听你的想法和偏好。你觉得可以吗？ |
| **对中阶当事人陈述 2 的回应示例** |
| 我是这么想的。根据我的经验，暴露练习可能会让人害怕，也很有挑战性。而且我发现，如果我们一开始就因为别的事情而推迟，那么它就会变得越来越容易被继续推迟。然后，我们就会发现，我们偏离了约定的计划。所以，我的建议是：我们先进行一些暴露练习，争取为其他话题留出一些时间。你觉得怎么样？ |

| 对练习 3 中阶难度当事人陈述的回应示例 |
|---|
| **对中阶当事人陈述 3 的回应示例** |
| 好的，我想多了解一下这方面的情况。而且最重要的是，你是否希望我们把这个问题列入今天的议程？或许我们可以在回顾了你上周的工作之后，再讨论这个问题？ |
| **对中阶当事人陈述 4 的回应示例** |
| 我认为这一点很重要，很高兴你能与我分享你的担忧。我们希望确保有效利用你的时间。我想更好地了解这个担忧背后的原因，并讨论我们今天的安排。 |
| **对中阶当事人陈述 5 的回应示例** |
| 听起来你有很多想法，我想听听。我们能不能先讨论一下今天的议程，包括讨论过去一周的情况，以及你今天还想讨论什么？我希望我们能合理安排时间。要不要先回顾一下作业，然后再讲这些事情？ |

| 对练习 3 高阶难度当事人陈述的回应示例 |
|---|
| **对高阶当事人陈述 1 的回应示例** |
| 啊，听起来你这一周过得真的很艰难。我想更清楚地了解是什么让你觉得这么糟糕。本来我打算先简单回顾一下作业，然后继续练习上周的内容。不过，首先我想先弄清楚，你是完全不想说话，还是不想谈这周发生的糟糕的事情？ |

| 对练习3 高阶难度当事人陈述的回应示例 |
| :--- |
| **对高阶当事人陈述2的回应示例** |
| 听起来，你仍然感到有些不堪重负。你想象驾车从桥上冲下去，这显然给你带来了相当大的影响和冲击。我建议我们今天首先讨论这个问题。我想了解你在想象这个场景时，那种如释重负的感觉，包括在这之前你经历了什么。[①] |
| **对高阶当事人陈述3的回应示例** |
| 这一点非常重要，很高兴你能与我分享这些担忧。我建议我们把这个问题列入今天的议程，探讨你对治疗的担忧，以及是什么导致了你觉得治疗没有"效果"。你觉得可以吗？ |
| **对高阶当事人陈述4的回应示例** |
| 我明白了，你提出了一个很重要的观点。我同意，关注优势、留意并发展积极的一面也很重要，所以你的反馈很有帮助。我也想知道你对这个问题的看法。要不我们今天就把这个问题列入议程？ |
| **对高阶当事人陈述5的回应示例** |
| 当然，我们可以将这一讨论列入今天的议程。谢谢你与我分享这些。我对这种技术并不熟悉，需要更多时间来了解它。不过，首先，我很好奇是什么吸引了你。快速好转的可能性似乎很有吸引力。我想知道，你是不是对我们的治疗进度有些担忧，因为这似乎是这次讨论的一个重要部分。你是希望先从这个话题开始，还是稍后再讨论呢？ |

---

① 诸如"我想象自己驾车从桥上冲下去"这样的表达可能反映的是一种感受，而不是伤害自己的意图。然而，治疗师应该使用多种情境的当事人指标来确定其是否有自杀意图。面对可能有自伤或自杀风险的当事人，受训治疗师应该寻求密切的督导。如果当事人有自杀风险，治疗师应当考虑进行自杀评估，并考虑转介或选择专门针对自杀问题的治疗方法，例如自杀的合作式评估与管理。——编者注

## 第 6 章

# 练习 4：安排和回顾会谈间的活动

## 准备

1. 阅读第 2 章中的说明。

2. 附录 A 中的刻意练习反应评估表和附录 B 中的刻意练习日志表。

## 技术描述

### 技术难度等级：初阶

会谈间的练习和活动（即家庭作业）是 CBT 的一个核心特征。与当事人其余的生活时间相比，他们与治疗师直接接触的时间微不足道。会谈间的活动有助于促进在 CBT 会谈内外的修正性学习过程。此外，会谈之外的工作有助于技能的泛化，帮助当事人成为自己的治疗师。

尽管完成家庭作业对当事人来说确实具有挑战性，但人们普遍期望在大多数会谈中都能纳入某种形式的家庭作业。因此，在引导当事人适应 CBT 治疗时，（在开始和整个治疗过程中根据需要）设定这一预期，并对当事人的任何疑问或担忧进行讨论非常重要（参见练习1：解释 CBT 的治疗原理）。尤其是，治疗师应强调，家庭作业有助于将在治疗中学到的技能和治疗经验延伸到治疗以外的日常生活中。正如我们在其他地方所述：

> 从概念上讲，在 CBT 中，家庭作业的使用类似于学习一门新语言。如果一个人要想在困难情境中流利地使用这门语言，就需要沉浸其中。虽然治疗会谈可能提供了语言的基础语法和词汇，但只有抓住每一个机会去使用它，一个人才能真正掌握它，并且在治疗后很长一段时间仍能独立使用。（Boswell et al., 2011，p.107）

这个比喻可以作为家庭作业的基本原理直接提供给当事人。

考虑到家庭作业的普遍性，我们将安排和回顾家庭作业视为一项"基本"技能。在遵循典型的会谈议程时，每次会谈结束都会预留时间，以便共同确定两次会谈间的活动，如经验监测、行为实验、暴露练习或相关阅读（如配套练习册）。相应地，在下次会谈开始时留出时间来回顾上次会谈布置的家庭作业，这是 CBT 与当事人症状减轻相关的一个方面（DeRubeis & Feeley，1990）。重要的是，要根据当事人的具体情况量身定制作业内容，并牢记质量应优先于数量。

# 治疗师安排和回顾会谈间的活动示例

## 示例 1

**当事人：**［好奇］我还在努力识别自己的想法。下周我应该做点什么准备吗？

**治疗师：**当然，我听到你说还在学习如何识别自己的想法。我有个主意：如果我给你一份思维记录表，你能不能像我们在这里一起做的那样，专注于一个让你心烦的情境，并写下你在这种情境中的情绪和想法？

## 示例 2

**当事人：**［紧张］接下来我们要怎么做这个暴露疗法呢？

**治疗师：**我们已经讨论了如何把我们在治疗中所做的事情，转化或应用到治疗外的日常生活中。如果你觉得可行，我建议我们用剩下的时间思考和计划下周的工作。让我们在你的暴露等级表中找一找，看看你在今天和下次治疗之间，可以努力去做什么。最好能有几个相关的选项，它们的预期难度略有不同。说不定你会有惊喜！听起来怎么样？

## 示例 3

**当事人：**［焦虑］我不确定我是否准备好了。

**治疗师：**我完全理解。这是一项全新的工作，而且确实不容易，所以你感到不确定并不奇怪。如果这件事"易如反掌",我们可能也不会花太多时间。一方面,我们想要稍微推动你走出舒适区,但如果这样做没有帮助,我们也不想直接超越你可承受的范围。让我们花点时间讨论一下你的担忧,并制订一个可行的计划。我特别想讨论一下,在下次会谈之前,你最想解决什么问题。

| 练习指导 |
| --- |
| **第一步:角色扮演并反馈** |
| • 当事人说出第一个初阶难度的当事人陈述,治疗师根据技术标准做出即兴回应。<br>• 训练者(没有训练者则由当事人)根据技术标准提供简短的反馈。<br>• 当事人重复上述陈述,治疗师再次做出即兴回应。训练者(或当事人)再次提供简短的反馈。 |
| **第二步:重复** |
| • 重复第一步,直到完成所有当前难度等级(初阶、中阶、高阶)的陈述。 |
| **第三步:评估并调整难度等级** |
| • 治疗师完成刻意练习反应评估表(见附录 A),并决定是否调整难度等级。 |
| **第四步:重复** |
| • 重复第一步至第三步,至少 15 分钟。<br>• 交换角色,重新开始。 |

## 练习 4 的可选变体

在最后一轮练习中,扮演当事人的受训者即兴提出一个与家庭作业有关的问题或僵局，这个问题是他们直接从真实的培训案例中听到的。然后，扮演治疗师的受训者尝试解决这个与 CBT 家庭作业相关的问题。接着，当事人可以分享治疗师的回应是否具有可验证性和合作性。请注意，当事人应该谨慎地只谈论他们感觉舒适的话题。

| 技术标准 |
| --- |
| 1. 提供布置家庭作业的基本原理。 |
| 2. 根据当事人的担忧和需求定制家庭作业。 |
| 3. 确保当事人对布置家庭作业有充分的共识和理解。 |
| 4. 鼓励和肯定当事人真诚的努力。 |

➡ 现在轮到你了！请按照练习指导中的第一步和第二步进行练习。

**请记住**：角色扮演的目标是让受训者练习即兴回应当事人陈述，这种回应需要使用技术标准，并且要让受训者感觉真实。**本练习的末尾提供了治疗师对每个当事人陈述的回应示例。在阅读示例之前，受训者应尝试独立做出即兴回应。**

| 练习 4 的初阶难度当事人陈述 |
| --- |
| **初阶当事人陈述 1** |
| ［高兴］我觉得我已经开始掌握客观监测的窍门了。 |
| **初阶当事人陈述 2** |
| ［好奇］我还在努力识别自己的想法。下周我应该做点什么准备吗？ |
| **初阶当事人陈述 3** |
| ［好奇］好的，暴露等级已经创建好了，现在我们该怎么做？ |

| 练习 4 的初阶难度当事人陈述 |
| --- |
| **初阶当事人陈述 4** |
| ［紧张］接下来我们要怎么做这个暴露疗法呢？ |
| **初阶当事人陈述 5** |
| ［好奇，上次会谈结束时布置了情绪监测作业］我们今天应该从哪里开始呢？ |

✋ 在进入下一个难度之前评估并调整难度（参见练习指导中的第三步）。

| 练习 4 的中阶难度当事人陈述 |
| --- |
| **中阶当事人陈述 1** |
| ［焦虑］我不确定我是否准备好了。 |
| **中阶当事人陈述 2** |
| ［焦虑］我的条理性很差，所以我很担心能否正确完成所有作业。 |
| **中阶当事人陈述 3** |
| ［慌乱］我现在真的得走了。在下次会谈之前，有什么需要我做的吗？ |
| **中阶当事人陈述 4** |
| ［惭愧］我做了一些我们上周谈到的事情，但忘记填写表格了。 |
| **中阶当事人陈述 5** |
| ［惭愧］我们上周说的那些事情，我只能做到一部分。 |
| **中阶当事人陈述 6** |
| ［沮丧］我不指望这个作业会有帮助。 |
| **中阶当事人陈述 7** |
| ［激动］我太忙了，我想我没有时间做作业了。 |

✋ 在进入下一个难度之前评估并调整难度（参见练习指导中的第三步）。

| 练习 4 的高阶难度当事人陈述 |
| --- |
| **高阶当事人陈述 1** |
| ［沮丧］我就是不明白。我不理解你为什么让我做家庭作业。 |
| **高阶当事人陈述 2** |
| ［哭泣］我觉得我一个人做不了这个作业。 |
| **高阶当事人陈述 3** |
| ［忐忑］我成功地完成了作业！不过，这让我非常紧张，所以我在做之前喝了几杯酒，没关系吧？我希望你不要像我的妻子和老板那样批评我喝酒。 |
| **高阶当事人陈述 4** |
| ［焦虑］每当我缺乏动力去做作业时，我就会想，在告诉你我做了这些作业的时候，我会多么快乐。你的认可对我来说就是一切。老实说，我觉得你是我见过的最好的治疗师。 |
| **高阶当事人陈述 5** |
| ［不以为然］我没做家庭作业。说实话，好像也没那么重要。 |

✋ 评估并调整难度（参见练习指导中的第三步）。如果适当的话，请按照指导将练习变得更具挑战性（参见附录 A）。

# 治疗师回应示例：安排和回顾会谈间的活动

请记住：在阅读示例之前，受训者应尝试自己即兴回应。**不要逐字阅读以下回应，除非你自己无法做出回应！**

| 对练习 4 初阶难度当事人陈述的回应示例 |
|---|
| **对初阶当事人陈述 1 的回应示例** |
| 太好了。重要的是要记住，这是一项技能，很少有人天生就会。既然我们已经一起花了些时间来讨论这个问题，那么从现在开始到我们下次会谈期间，你觉得自己再多练习一下怎么样？就像我们讨论过的，这是 CBT 中的常见做法，人们通常发现它非常有用，即使有时具有挑战性。我们可以为此制订一个计划吗？ |
| **对初阶当事人陈述 2 的回应示例** |
| 当然，我听到你说还在学习如何识别自己的想法。我有个想法：如果我给你一份思维记录表，你能不能像我们在这里一起做的那样，专注于一个让你心烦的情境，并写下你在这种情境中的情绪和想法？ |
| **对初阶当事人陈述 3 的回应示例** |
| 下一步就开始实际操作暴露等级表中的项目了。我想你已经准备好在接下来的一周里自己尝试了。让我们从第一项开始。你下周可以尝试做这件事情吗？ |
| **对初阶当事人陈述 4 的回应示例** |
| 我们已经讨论了如何把我们在治疗中所做的事情，转化或应用到治疗外的日常生活中。如果你觉得可行，我建议我们用剩下的时间思考和计划下周的工作。让我们在你的暴露等级表中找一找，看看你在今天和下次治疗之间，可以努力去做什么。最好能有几个相关的选项，它们的预期难度略有不同。说不定你会有惊喜！听起来怎么样？ |

| 对练习 4 初阶难度当事人陈述的回应示例 |
|---|

**对初阶当事人陈述 5 的回应示例**

上次咨询结束时，我们制订了一个计划，让你在过去一周内练习监测自己的情绪。我建议我们花点时间谈谈进展如何，以及你注意到了什么。听起来怎么样？

| 对练习 4 中阶难度当事人陈述的回应示例 |
|---|

**对中阶当事人陈述 1 的回应示例**

我完全理解。这是一项全新的工作，而且确实不容易，所以你感到不确定并不奇怪。 如果这件事"易如反掌"，我们可能也不会花太多时间。一方面，我们想要稍微推动你走出舒适区，但如果这样做对你没有帮助，我们也不想直接超越你可承受的范围。让我们花点时间讨论一下你的担忧，并制订一个可行的计划。我特别想讨论一下，在下次会谈之前，你最想解决什么问题？

**对中阶当事人陈述 2 的回应示例**

这是一个非常普遍的问题。让我们一起想办法帮助你在这周更好地完成作业吧。关于正确完成所有作业，虽然我们希望步调一致，但诚实的错误总会创造出有用的学习机会。这听起来可能很奇怪，但我内心其实希望你犯一些错误，因为我们往往能从错误中吸取最好的教训。

**对中阶当事人陈述 3 的回应示例**

好的。很抱歉我没有留出足够的时间进行讨论。我会改进！现在，我建议要么继续反思我们今天讨论的内容，要么重复你为今天的会谈所做的工作。重复是件好事。这取决于你——其中一个或两个都可以。你觉得怎么样？

## 对练习 4 中阶难度当事人陈述的回应示例

### 对中阶当事人陈述 4 的回应示例

你做了一些我们讨论过的事情，这很好。即使没有表格，我们也可以复习一遍。另外，听你的语气，我想知道你是不是在因为忘记填表而自责。是这样吗？

### 对中阶当事人陈述 5 的回应示例

我们可以做一部分！我建议先从你能做到的部分开始，然后我们再讨论哪些部分更难做到。像往常一样，我们可以调整，今天可能会在这里解决部分或大部分问题。这个计划可行吗？

### 对中阶当事人陈述 6 的回应示例

听起来你还不清楚下周这样做有什么用。目前可能有不同的版本，或多或少会有所帮助。我希望我们考虑一下什么可能是最有用的，并思考一下"这是否有帮助"意味着什么，如果这本身就值得一试的话。

### 对中阶当事人陈述 7 的回应示例

好的，很感激你的反馈。如果可能的话，我们可以灵活变通，想想办法尽可能让这件事在下周行得通。我们不妨头脑风暴一下，看看下周哪些部分或哪一部分更可行？我建议我们不要完全放弃这个计划，因为至少完成一部分作业已经被证明与症状改善有关。当然，你也只能尽力而为。所以，我们再次强调，要分部分来考虑做家庭作业这件事。你觉得呢？

## 对练习 4 高阶难度当事人陈述的回应示例

### 对高阶当事人陈述 1 的回应示例

很高兴你这么说。听起来你很沮丧，可能还有些气馁，我没有讲清楚家庭作业的要求，你也不知道该怎么做。我们统一意见很重要，我本可以说得更清楚一些。让我们还是先缓一下，不要操之过急。

## 对练习 4 高阶难度当事人陈述的回应示例

### 对高阶当事人陈述 2 的回应示例

听起来你对独自尝试有些担忧。我们可以花几分钟时间来解决任何可能在具体安排上让你感到困惑的问题。让我们详细讨论一下作业的细节，看看如何为你安排更可行的内容。同样重要的是，我们要强调，这不是一个你要么"成功"要么"失败"的任务。过程与结果同样重要，甚至过程更为重要。

### 对高阶当事人陈述 3 的回应示例

很感谢你和我分享这些。听起来其他人已经表达了对你饮酒的担忧，而你想知道我是否也有同样的担忧。我不想简单地将发生的事情贴上"可以"或"不可以"的标签，而是想和你讨论你完成作业时的感受，以及在做作业之前喝酒是否符合我们工作的基本原则。我也想多听听你的感受，是否觉得其他人，甚至包括我，都在评判你的饮酒行为，以及这种评判对你产生了什么影响。

### 对高阶当事人陈述 4 的回应示例

我很高兴听到你对这项工作投入如此多的精力，也很高兴听到你能想方设法保持动力，在会谈之间完成家庭作业，这确实很不容易。我想知道是否还有其他潜在的动力来源。如果把我这个因素排除在外，对你来说最有用、最有意义的会是什么呢？

### 对高阶当事人陈述 5 的回应示例

好吧，这对我来说似乎很重要。我们能谈谈这个问题吗？你是在上次会谈讨论这个问题的时候产生了疑虑，还是在深入思考之后才产生的？归根结底，我们需要对所做的目标和任务赋予价值，它们才能有成效。

## 第 7 章

# 练习 5：与认知工作

## 准备

1. 阅读第 2 章中的说明。

2. 附录 A 中的刻意练习反应评估表和附录 B 中的刻意练习日志表。

## 技术描述

### 技术难度等级：中阶

从定义来看，CBT 结合了认知和行为策略。即便是在更为严格的行为疗法中，认知仍然很重要。引导式发现是认知工作的一个重要过程。在这一过程中，治疗师帮助当事人找到他们自己对个人问题的理解和解决方法。为了促进这一过程，CBT 治疗师则经常使用苏格拉底式提问的认知方法。

根据我们的经验，首先描述引导式发现（和苏格拉底式提问）不是什么（或至少不打算是什么）来阐述它们可能更容易理解。例如，引导式发现并不是告诉当事人他们的想法是错误的，不是说服他们改变自己的信念，也不是一连串的"为什么"的问题。这些问题暗示了他们当前的想法、情绪和 / 或行为存在问题或不合理性。

相反，本着合作经验主义精神，引导式发现包括帮助当事人收集相关信息，以不同的方式审视这些信息（不受治疗师评判），并制订个性化的行动计划。换言之，与认知工作的目标不是简单告诉当事人要换一种思考方式或指出他们的缺点，而是教给当事人一个评估自身经验并根据自我反思来确定后续行动的过程。这与当代关于与认知工作更为新颖的 CBT 观点相一致（e.g., Barlow et al., 2017），我们将促进当事人的认知灵活性视为与认知工作的核心目标。

## 治疗师与认知工作示例

### 示例 1

**当事人**：［悲伤］我知道我是个糟糕的妈妈。

**治疗师**：你说自己是"糟糕的妈妈"，是基于什么信息或理由呢？

### 示例 2

**当事人**：［不耐烦］你总是谈论想法的重要性……我已经对我的

消极想法非常清楚了。

治疗师：你说得对，这些想法确实是你日常生活的一部分，你对它们非常了解。我觉得这实际上是一件好事，因为这能帮助我们在工作中找到应对这些想法的新方式。但听起来你对自己如此清楚这些想法感到不高兴，所以这里还有其他重要的东西。和我多说一些吧。

## 示例 3

当事人：［沮丧］我不知道……当事情变得紧张时，我就会采取行动。我没有任何想法。我只是行动或做出反应。

治疗师：我明白了。事情发生得太快了，你只能下意识地做出反应。的确，与我们的情绪或行为相关的想法并不总是那么清晰或明显。可是，如果我们训练自己在那一刻稍做停顿，从你的反应反向推理，我想知道我们是否能注意到你的想法。这样做，我们可能会更好地理解你在这些时刻为何会有这样的感受。

| 练习指导 |
|---|
| **第一步：角色扮演并反馈** |
| • 当事人说出第一个初阶难度的当事人陈述，治疗师根据技术标准做出即兴回应。 |
| • 训练者（没有训练者则由当事人）根据技术标准提供简短的反馈。 |
| • 当事人重复上述陈述，治疗师再次做出即兴回应。训练者（或当事人）再次提供简短的反馈。 |
| **第二步：重复** |
| • 重复第一步，直到完成所有当前难度等级（初阶、中阶、高阶）的陈述。 |

| 练习指导 |
| --- |
| **第三步：评估并调整难度等级** |
| • 治疗师完成刻意练习反应评估表（见附录 A），并决定是否调整难度等级。 |
| **第四步：重复** |
| • 重复第一步至第三步，至少 15 分钟。 |
| • 交换角色，重新开始。 |

# 练习 5 的可选变体

在最后一轮练习中，扮演当事人的受训者即兴提出一个与思维监测或认知重评（如一个根深蒂固的信念）相关的问题，这个问题是他们直接从真实的培训案例中听到的。然后，扮演治疗师的受训者尝试用认知取向的回应方式来解决这个问题。接着，当事人可以分享治疗师的回应是否具有合作性且能促进进一步的探索。请注意，当事人应该谨慎地只谈论他们感觉舒适的话题。

| 技术标准 |
| --- |
| 1. 鼓励和促进当事人对思维和信念的自我反思。 |
| 2. 保持一种开放、探索的立场。 |
| 3. 引导当事人关注思维或思维与其他经验之间的联系。 |
| 4. 强调认知灵活性而非简单的思维替代，避免暗示某种思维是"对或错"。 |

现在轮到你了！请按照练习指导中的第一步和第二步进行练习。

**请记住**：角色扮演的目标是让受训者练习即兴回应当事人陈述，这种回应需要使用技术标准，并且要让受训者感觉真实。**本练习的末尾提供了治疗师对每个当事人陈述的回应示例。在阅读示例之前，受训者应尝试独立做出即兴回应。**

| 练习 5 的初阶难度当事人陈述 |
| --- |
| **初阶当事人陈述 1** |
| ［好奇］我还在学习如何识别自己的想法。我下周应该计划做点什么呢? |
| **初阶当事人陈述 2** |
| ［悲伤］我知道我是个糟糕的妈妈。 |
| **初阶当事人陈述 3** |
| ［悲伤］我感觉自己彻底失败了。 |
| **初阶当事人陈述 4** |
| ［焦虑］我就知道这次工作面试会很糟糕。每次都是这样。 |
| **初阶当事人陈述 5** |
| ［焦虑］参加这次聚会的人我几乎一个都不认识。我觉得我会很难受。 |

> 在进入下一个难度之前评估并调整难度（参见练习指导中的第三步）。

| 练习 5 的中阶难度当事人陈述 |
| --- |
| **中阶当事人陈述 1** |
| ［不耐烦］你总是谈论想法的重要性……我已经对我的消极想法非常清楚了。 |

| 练习 5 的中阶难度当事人陈述 |
| --- |
| **中阶当事人陈述 2** |
| ［烦躁］我们在分析这些思维记录时，想出其他证据和想法并不难，但这感觉很刻意，并没有真正让我感觉好转。 |
| **中阶当事人陈述 3** |
| ［悲伤］我感到绝望，今天不想来了。 |
| **中阶当事人陈述 4** |
| ［恼火］更多地关注这些消极的想法和感受，如何会让我感觉更好，而不是更糟糕呢？ |
| **中阶当事人陈述 5** |
| ［沮丧］我不知道……当事情变得紧张时，我就会采取行动。我没有任何想法。我只是行动或做出反应。 |

 在进入下一个难度之前评估并调整难度（参见练习指导中的第三步）。

| 练习 5 的高阶难度当事人陈述 |
| --- |
| **高阶当事人陈述 1** |
| ［沮丧］我老板对我的评价真是毁灭性的，让我不知所措。对此，我没有其他看法了。 |
| **高阶当事人陈述 2** |
| ［生气］你是在告诉我，如果我的伴侣去世了，我应该坦然接受？！ |
| **高阶当事人陈述 3** |
| ［沮丧］为什么你总是一遍又一遍地问问题？从你那里又得不到更直接的东西，真的很让人沮丧。 |

| 练习 5 的高阶难度当事人陈述 |
|---|
| **高阶当事人陈述 4** |
| ［高兴］我按照你对我想法的建议去做了，当下真的很有帮助。每当我有消极想法，我都会告诉自己相反的想法。 |
| **高阶当事人陈述 5** |
| ［愤怒］我不喜欢这样，也不觉得这样有帮助。我的想法并不是不理智或毫无根据，实际上，我觉得这种做法无效，也很侮辱人。 |
| **高阶当事人陈述 6** |
| ［焦虑］我知道我有时候会走极端，但如果最坏的事情真的发生了呢？这也是有可能的。 |

评估并调整难度（参见练习指导中的第三步）。如果适当的话，请按照指导将练习变得更具挑战性（参见附录 A）。

## 治疗师回应示例：与认知工作

请记住：在阅读示例之前，受训者应尝试自己即兴回应。**不要逐字阅读以下回应，除非你自己无法做出回应！**

| 对练习 5 初阶难度当事人陈述的回应示例 |
|---|
| **对初阶当事人陈述 1 的回应示例** |
| 我们很少有人能自然而然地做到。你觉得再多练习一下思维记录怎么样？我认为这是一个不错的挑战。我们要不要一起制订一个练习计划？ |
| **对初阶当事人陈述 2 的回应示例** |
| 你说自己是"糟糕的妈妈"，是基于什么信息或理由呢？ |

---

### 对练习 5 初阶难度当事人陈述的回应示例

**对初阶当事人陈述 3 的回应示例**

我们来仔细看看这个想法。如果一个朋友告诉你类似的事情，你会对他说什么？

**对初阶当事人陈述 4 的回应示例**

你通常如何判断面试进行得顺不顺利呢？有没有哪次面试的结果出乎你的意料，没有你预期的那样糟糕？

**对初阶当事人陈述 5 的回应示例**

看来你很确定这一点。撇开事实上你会很痛苦的可能性不谈，这对你来说，具体会是怎样的呢？有什么迹象表明你可能真的很享受，至少是有点享受？

---

### 对练习 5 中阶难度当事人陈述的回应示例

**对中阶当事人陈述 1 的回应示例**

你说得对，这些想法确实是你日常生活的一部分，你对它们非常了解。我觉得这实际上是一件好事，因为这能帮助我们在工作中找到应对这些想法的新方式。但听起来你对自己如此清楚这些想法感到不高兴，所以这里还有其他重要的东西。和我多说一些吧。

**对中阶当事人陈述 2 的回应示例**

你说的这些很有帮助。我建议我们回顾一下刚刚梳理过的思维记录，看看能不能更好地理解为什么它对你没有帮助。听起来与你通常的自动思维相比，找出替代想法的做法显得有些不自然。我们可以从对每个替代想法的提问开始："你对这个想法的实际相信程度是多少？"我们还可以看看，对于能让你对这种情况感觉好些的事情，你是否能制订一些行动计划。或者，也许我们只需要放弃使用思维记录。也许它们并不适合你。

## 对练习 5 中阶难度当事人陈述的回应示例

### 对中阶当事人陈述 3 的回应示例

当你注意到自己感到绝望时，你在想些什么呢？是什么最终促使你来到这里？

### 对中阶当事人陈述 4 的回应示例

我们想帮助你以一种新的方式来看待你的想法，就像侦探在搜集证据，证明这些想法是真实的还是不真实的。我们不希望你只是花了更多的时间去感受痛苦或专注于痛苦的想法；相反，有许多不同的方式来监测你的想法，它们能提供你通常可能会忽视的有用的信息。这种反思可能会帮助你更全面地或者从不同的角度看待事物，也能帮助你以不同的方式体验事物。你觉得有道理吗？

### 对中阶当事人陈述 5 的回应示例

我明白了。事情发生得太快了，你只能下意识地做出反应。的确，与我们的情绪或行为相关的想法并不总是那么清晰或明显。可是，如果我们训练自己在那一刻稍做停顿，从你的反应反向推理，我想知道我们是否能注意到你的思维。这样做的话，我们可能会更好地理解你在这些时刻为什么会有这样的感受。

## 对练习 5 高阶难度当事人陈述的回应示例

### 对高阶当事人陈述 1 的回应示例

听起来你可能感到很无助。如果我确信老板对我的评价是毁灭性的，我可能也会感到无助。也许我们可以从另一个角度来看待这个问题。让我们更详细地探讨一下发生了什么。

## 对练习 5 高阶难度当事人陈述的回应示例

### 对高阶当事人陈述 2 的回应示例

哦，天哪！不是的。很抱歉，我刚才没有说清楚，让我再试一次。如果我们追溯你的经历，我们可以确定这样的情景："我的伴侣去世了"；以及这样的想法："太可怕了。我的生活完了，我再也不会快乐了。我将永远孤独下去"；还有痛苦、悲伤、失落、绝望、无助等情绪……好了，所以现在我要问你个问题，让我们关注这些情绪。是什么让你产生了这些情绪？是情境本身，还是你的想法？

### 对高阶当事人陈述 3 的回应示例

我理解你的沮丧，有些人对这类工作会有这种反应。我本可以更敏感地注意到这一点。我们正在使用的认知技术是引导式苏格拉底式发现，我可以解释它是如何起作用的，以及为什么我要问这些问题。

### 对高阶当事人陈述 4 的回应示例

听起来持续练习识别思维并提出替代性评估是很有帮助的，听到这个我很高兴。不过，我可能会对这种方法稍微做点调整。从考虑相反的情况开始会是个有用的起点，我们也可以将此扩展到考虑多种其他的替代性评估或解释，以增强我们的思维灵活性。要不我们就拿上周的一个例子来说，怎么样？

### 对高阶当事人陈述 5 的回应示例

我很感激你分享了这种可以理解的感受。如果有人（包括我）把你的想法贴上非理性和毫无根据的标签，那将是对你的一种否定。可以肯定的是，我希望我们俩都假设有一种方法可以理解你思维模式的真正基础，以及这些思维模式是如何与你经历的其他部分相联系的。你是否愿意更详细地探讨一个例子，比如当你觉得我在暗示你的想法是无效或毫无根据的时候，我们一起找出是什么导致了这种感受？

### 对高阶当事人陈述 6 的回应示例

我听到了。有时我们最大的恐惧或担忧确实会出现。对于"最坏的事情"，你能给我一个例子吗？假设它真的发生了，对你来说最坏的影响是什么？你知道如何应对吗？

# 第8章

# 练习6：与行为工作

## 准备

1. 阅读第 2 章中的说明。

2. 附录 A 中的刻意练习反应评估表和附录 B 中的刻意练习日志表。

## 技术描述

### 技术难度等级：中阶

从定义来看，CBT 结合了认知和行为策略。即便是在更为严格的认知治疗方法中，明确地与行为工作仍然很重要（如进行行为实验）。行为疗法依赖经典条件反射和操作性条件反射的原理，并将这些原理转化为一系列相对多样化的策略工具。根据所呈现问题的性质，行为干预聚焦于诱因、行为本身（包括技能缺陷）、偶发事件和后果；行为策略则包括暴露疗法、刺激控制、活动安排、依随性管理和行为技能训练等。

即使不同当事人所呈现出的问题领域看似很像，适合他们的行为目标和干预策略也可能大相径庭。因此，治疗师需要采用个性化的方法。鉴于需要采用个性化的方法，以及可归入行为范畴的技能和策略的多样性，我们无法在本练习中一一涵盖。相反，我们将重点放在更广泛地与行为工作（或行为目标）以及更广泛地应用学习原理，来促进改变过程。例如，邀请当事人针对他们一直回避进行的活动进行头脑风暴，思考进行这些活动带来的良好感受，这并非是对当下行为的直接干预。然而，这种讨论有助于确定切实可行的、依赖于反应的正强化物，进而为后续的行为任务提供指导。

## 治疗师与行为工作示例

### 示例 1

**当事人**：［挫败］我不知道为什么总是对别人发火。我就是这样。

**治疗师**：我们一起试着理解这个问题。了解你在特定情境下的反应，可以帮助我们理清思路。我们从最近的一个例子开始，试着找出在发火之前发生了什么。

### 示例 2

**当事人**：［气馁］我想我还是很低落。这一周大部分时间，我都躺在床上。

治疗师：听到你这么说，我很难过。有很多因素可能让你觉得起床很困难。我在想，我们是否可以探讨一下，有哪些值得你起床去做的事情呢?

## 示例 3

当事人：[沮丧] 这周我又割伤了自己。我不知道为什么我会这样伤害自己。

治疗师：嗯，让我们一起试着更好地理解这个问题。对于这种行为，识别行为发生前后的情况是很重要的。我们就从这周发生的事情开始谈起吧。

| 练习指导 |
|---|
| **第一步：角色扮演并反馈** |
| • 当事人说出第一个初阶难度的当事人陈述，治疗师根据技术标准做出即兴回应。<br>• 训练者（没有训练者则由当事人）根据技术标准提供简短的反馈。<br>• 当事人重复上述陈述，治疗师再次做出即兴回应。训练者（或当事人）再次提供简短的反馈。 |
| **第二步：重复** |
| • 重复第一步，直到完成所有当前难度等级（初阶、中阶、高阶）的陈述。 |
| **第三步：评估并调整难度等级** |
| • 治疗师完成刻意练习反应评估表（见附录 A），并决定是否调整难度等级。 |

| 练习指导 |
|---|
| **第四步：重复** |
| · 重复第一步至第三步，至少 15 分钟。 |
| · 交换角色，重新开始。 |

# 练习 6 的可选变体

在最后一轮练习中，扮演当事人的受训者即兴提出一个与行为矫正或微妙负强化相关的问题，这个问题是他们直接从真实的培训案例中听到的。然后，扮演治疗师的受训者尝试用行为取向的回应方式来解决这个问题。接着，当事人可以分享治疗师的回应是否具有合作性且符合行为框架。请注意，当事人应该谨慎地只谈论他们感觉舒适的话题。

| 技术标准 |
|---|
| 1. 保持合作和好奇的态度。 |
| 2. 清晰地提出行动计划和期待。 |
| 3. 积极支持或大或小的正向变化。 |
| 4. 引用相关的核心学习概念，包括条件作用、强化、环境的重要性、前因和后果。 |

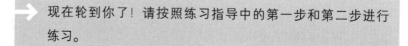 现在轮到你了！请按照练习指导中的第一步和第二步进行练习。

**请记住**：角色扮演的目标是让受训者练习即兴回应当事人陈述，

这种回应需要使用技术标准，并且要让受训者感觉真实。**本练习的末尾提供了治疗师对每个当事人陈述的回应示例。在阅读示例之前，受训者应尝试独立做出即兴回应。**

| 练习 6 的初阶难度当事人陈述 |
| --- |
| **初阶当事人陈述 1** |
| ［羞愧］我知道我们上周谈过我的约会。结果我临时取消了，你知道吗，我实际上感到松了一口气。 |
| **初阶当事人陈述 2** |
| ［挫败］我不知道为什么总是对别人发火。我就是这样。 |
| **初阶当事人陈述 3** |
| ［气馁］我想我还是很低落。这一周大部分时间，我都躺在床上。 |
| **初阶当事人陈述 4** |
| ［焦虑］我一直在努力控制我的饮酒量，但这很难。我有点紧张，因为我朋友坚持周末要在酒吧开生日派对。 |
| **初阶当事人陈述 5** |
| ［沮丧］我在约会方面还是有问题。不是完全错过就是迟到。我就是无法把事情安排好。 |

✋ 在进入下一个难度之前评估并调整难度（参见练习指导中的第三步）。

| 练习 6 的中阶难度当事人陈述 |
| --- |
| **中阶当事人陈述 1** |
| ［不耐烦］等等……你是说如果我睡不着，就得下床，别再睡了？ |

| 练习 6 的中阶难度当事人陈述 |
| --- |

**中阶当事人陈述 2**

［羞愧］嗯，你也知道，我已经六个月没碰酒了……这周我喝酒了。我觉得自己真是个失败者。

**中阶当事人陈述 3**

［悲伤，没有眼神交流］我想我不配拥有更好的生活

**中阶当事人陈述 4**

［绝望］在被诊断出患有多发性硬化症之前，我热爱徒步旅行。我很崩溃，因为没有什么能替代它。一切都完蛋了。

**中阶当事人陈述 5**

［沮丧］这周我又割伤了自己。我不知道为什么我会这样伤害自己。

✋ 在进入下一个难度之前评估并调整难度（参见练习指导中的第三步）。

| 练习 6 的高阶难度当事人陈述 |
| --- |

**高阶当事人陈述 1**

［惊慌失措］我们摸了满是细菌的浴室墙壁之后，我要马上去洗手！我明白你想让我体验暴露的感觉，但摸完之后不洗手，真是太疯狂了！

**高阶当事人陈述 2**

［沮丧］你认为我应该设置一些"小奖励"来让自己少些抑郁。这似乎有点尴尬和幼稚。

**高阶当事人陈述 3**

［沮丧］你不懂。我抑郁的时候做不了这些事。如果我没抑郁，我可以很容易地做到，也根本不需要来这里。

| 练习 6 的高阶难度当事人陈述 |
| --- |
| **高阶当事人陈述 4** |
| ［愤怒］你上周布置的暴露练习简直是个噩梦。我在火车上惊恐发作了，所有人都盯着我看。太尴尬了！这都是你的错，因为是你让我这么做的。 |
| **高阶当事人陈述 5** |
| ［焦虑］我又割伤了自己，所以我未婚夫很担心，又请假在家陪我了。 |

> 评估并调整难度（参见练习指导中的第三步）。如果适当的话，请按照指导将练习变得更具挑战性（参见附录 A）。

## 治疗师回应示例：与行为工作

　　**请记住**：在阅读示例之前，受训者应尝试自己即兴回应。**不要逐字阅读以下回应，除非你自己无法做出回应！**

| 对练习 6 初阶难度当事人陈述的回应示例 |
| --- |
| **对初阶当事人陈述 1 的回应示例** |
| 是的，那种紧张或焦虑的减轻确实会让人感觉如释重负，在当下感觉良好。取消这样的计划对于减轻焦虑而言，是一个相当有效的办法。鉴于此，我们应该讨论负强化这一过程，它帮助我们理解焦虑是如何随着时间的推移维持甚至加剧的。让我们思考一下我们从中能学到什么。 |

## 对练习 6 初阶难度当事人陈述的回应示例

### 对初阶当事人陈述 2 的回应示例

我们一起试着理解这个问题。了解你在特定情境下的反应，可以帮助我们理清思路。我们从最近的一个例子开始，试着找出在"发火"之前发生了什么。

### 对初阶当事人陈述 3 的回应示例

听到你这么说，我很难过。有很多因素可能让你觉得起床很困难。我在想，我们是否可以探讨一下，有哪些值得你起床去做的事情呢？

### 对初阶当事人陈述 4 的回应示例

如果我说得不对，请告诉我。听起来你很担心在这个聚会上会接触到大量的酒精，并且其他人也都在喝酒。当我们讨论饮酒的问题时，似乎有一些特定情境与你的饮酒行为有关。虽然我们不想让你永远远离你的朋友或任何可能提供酒精的场所，但有些情境对你或多或少会有帮助或影响。我很想多听听你的担忧，并建议我们一起头脑风暴制订一个计划。你觉得这个提议怎么样？

### 对初阶当事人陈述 5 的回应示例

这确实令人沮丧，完全可以理解。让我们重新审视一下记住约会并准时赴约可能遇到的障碍。然后，我们可以一起头脑风暴想出一些办法来解决这个问题，比如在你最不可能错过的地方设置提醒。你觉得怎么样？

## 对练习 6 中阶难度当事人陈述的回应示例

### 对中阶当事人陈述 1 的回应示例

是的，这听起来可能有悖常理。让床和卧室与睡眠之间建立起特定的联系是非常重要的。现实情况是，反正你也睡不着。当你离开卧室，等到准备好睡觉时再回来，你就在训练你的大脑，让它知道床是睡觉的地方。

## 对练习 6 中阶难度当事人陈述的回应示例

### 对中阶当事人陈述 2 的回应示例

看起来你有些气馁。我能想象这对你来说有多艰难，我很感谢你今天愿意谈论这件事。我们能一起探讨一下事情的来龙去脉吗？

### 对中阶当事人陈述 3 的回应示例

我注意到当你说这些话的时候，似乎很难与我有眼神交流。我认为理解这种行为与你在这里和外面的经历之间的关系是很重要的。

### 对中阶当事人陈述 4 的回应示例

我知道这确实让人很沮丧。在某种程度上，你说得对，没有什么能完美地"替代"你过去所做的事情。也许正是这种期望，让你很难以迈出寻找新的、有意义的活动的第一步。也许我们可以一起头脑风暴提出一些仍然让你感兴趣的具体选择，但不要特别期望它们至少能立即会像徒步旅行一样令人愉快或有意义。

### 对中阶当事人陈述 5 的回应示例

嗯，让我们一起试着更好地理解这个问题。对于这种行为，识别行为发生前后的情况是很重要的。我们就从这周发生的事情开始谈起吧。

## 对练习 6 高阶难度当事人陈述的回应示例

### 对高阶当事人陈述 1 的回应示例

我听懂你的意思了。记得这项工作有两部分——实际的暴露，以及防止你通常会采取的、对感知到的细菌威胁做出反应的行为。如果你想克服这个问题，我们就要彻底打破这种负强化的过程；换句话说，克制洗手的行为也很重要。

## 对练习 6 高阶难度当事人陈述的回应示例

### 对高阶当事人陈述 2 的回应示例

听起来你觉得一些建议的策略似乎过于简单，甚至是家长式的作风。我能理解你的这种反应，这在初期是很常见的。每个人的情况不同，但根据我的经验，简单的改变实际上可能会产生很大的影响。同时，你现在的生活中似乎缺少了一些正强化。

### 对高阶当事人陈述 3 的回应示例

我想更好地理解你的情况。当你感到如此沮丧时，很难想象自己还能做些什么，这进一步凸显了我们所面临的困难。我们可以一起制定具体的策略，帮助你迈出第一步。

### 对高阶当事人陈述 4 的回应示例

我能理解你的沮丧。在进一步讨论之前，我想先肯定一点，我知道你让自己置于那个困境中需要很大的勇气。我不想无视你的沮丧，因为它是真实存在的，但我也认为你首先愿意踏上这趟旅程本身就是一个重大的进步。然而，我想了解更多关于当时具体发生的细节，同时我也认为重新审视我们之前讨论过的暴露疗法的目标是很重要的。此外，我很担心上周我们讨论的计划让你在某种程度上感觉是强制性的。这个问题很重要，我们需要讨论一下。

### 对高阶当事人陈述 5 的回应示例

听起来你未婚夫很关心你，而且当你出现这种行为时，他会变得更加关心。我认为考虑正在形成的某种行为模式是很重要的。

第 9 章

# 练习 7：与情绪工作

## 准备

1. 阅读第 2 章中的说明。

2. 附录 A 中的刻意练习反应评估表和附录 B 中的刻意练习日志表。

## 技术描述

### 技术难度等级：中阶

与其他心理疗法一样，在 CBT 中，治疗师唤起或容忍当事人情绪并与之有效工作的能力至关重要。此外，与情绪工作意味着帮助当事人容忍他们的情绪以及与情绪相关的痛苦，比如暴露疗法中的情况。暴露疗法对于当事人和治疗师而言，都是一种有效但往往十分强烈的干预方式。此外，除了基于暴露的干预方式外，当代 CBT 模型还以各种方式明确关注情绪，通常旨在减少与情绪相关的回避行为（Barlow et al.，2017；Boswell，2013）。直观地看，这种技术似乎侧重于帮助当事人处理他们的情绪体验和加工过程。然而，情绪既具有人际间功能，也具有个体内在功能，研究表明，当事人和治疗师的情绪表达都与治疗效果相关（Peluso & Freund，2018）。

　　因此，决定是否实施暴露疗法，或以其他方式与情绪工作并解决情绪回避问题，取决于治疗师容忍通常与这些焦点相关的内在不适感的能力。如果治疗师在这一技术上存在困难，可能会导致其不适当地避免使用这种可能强有力的干预方式，或者强化当事人的回避行为，从而维持问题。因此，练习这项技术可以帮助治疗师避免这种相当典型、可理解且无意中产生的负强化过程。

## 练习 7 的特别说明

　　在 CBT 中，尽管情绪或多或少都具有普遍相关性，但当 CBT 治疗师采用旨在唤起和促进当事人对强烈情绪及其相关的困难情境（如暴露疗法）的容忍和接纳的策略时，情绪的相关性可谓独一无二。对于本练习中的当事人刺激，治疗师可以假设当事人陈述是在暴露（或旨在唤起强烈反应的情绪诱导或行为实验）的情境下做出的，无论是在实际练习的准备阶段或进行期间，这样的假设可能都是有益的。考虑到这一点，大多数初阶和高阶刺激材料都是据此设计的。

# 治疗师与情绪工作示例

## 示例 1

**当事人**：[惊恐]好吧，我现在确实感到很焦虑！嗯，这次暴露又有什么意义呢？如果没用怎么办？如果我无法停止这种感觉怎么办？也许我们现在就应该停下来。

**治疗师**：好的，记住你是可以掌控这一切的。如果你想停止，我们绝对会停下来。但请记住，坚持下去可以帮助你的大脑和身体认识到你现在实际上是安全的。记住，你不会永远感到焦虑。所以，考虑到这一点，我建议我们继续进行。你准备好了吗？

## 示例 2

**当事人**：[颤抖着哭泣]我一想到这事就会崩溃大哭。所以我一直在逃避。

**治疗师**：是的，我完全理解。而且，就像我们之前讨论的，逃避虽然能带来暂时的解脱，但这往往是以长期代价为前提的。通过逃避来寻求解脱，就好像我们在告诉自己，这件事情对我来说太大、太强大了，我无法用其他方式来应对。这只会加强这种叙述和情绪，让它更加控制你。这说得通吗？你是否仍然有动力去看到我们可以削弱这种力量，即使这意味着要忍受不适才能达到这个目标？

## 示例 3

**当事人**：［厌恶，扭过头去］呃，啊，太恶心了！我不会看那个东西，也不会碰它！

**治疗师**：我们不应该假装它不恶心。但你已经经历了这么多，一直在处理这个问题。试着想想那些对你来说珍贵的东西，你想要过什么样的生活。这就是你转变的时刻。

| 练习指导 |
| --- |
| **第一步：角色扮演并反馈** |
| • 当事人说出第一个初阶难度的当事人陈述，治疗师根据技术标准做出即兴回应。<br>• 训练者（没有训练者则由当事人）根据技术标准提供简短的反馈。<br>• 当事人重复上述陈述，治疗师再次做出即兴回应。训练者（或当事人）再次提供简短的反馈。 |
| **第二步：重复** |
| • 重复第一步，直到完成所有当前难度等级（初阶、中阶、高阶）的陈述。 |
| **第三步：评估并调整难度等级** |
| • 治疗师完成刻意练习反应评估表（见附录 A），并决定是否调整难度等级。 |
| **第四步：重复** |
| • 重复第一步至第三步，至少 15 分钟。<br>• 交换角色，重新开始。 |

## 练习 7 的可选变体

在最后一轮练习中，扮演当事人的受训者即兴提出一个与体验性回避（或情绪过度或控制不足）有关的问题，这个问题是他们直接从真实的培训案例中听到的。然后，扮演治疗师的受训者尝试用情绪聚焦的回应方式来解决这个问题。接着，当事人可以分享治疗师的回应是否具有同理心且聚焦情绪（在更广泛的 CBT 框架内）。请注意，当事人应该谨慎地只谈论他们感觉舒适的话题。

| 技术标准 |
| --- |
| 1. 用共情的方式询问当事人的情绪体验。 |
| 2. 积极倾听并对当事人的情绪表露保持支持态度。 |
| 3. 展示对情绪的容忍度，并以接纳的态度来面对当事人强烈的情感体验。 |
| 4. 利用心理教育来强调当事人体验情绪而非回避情绪的重要性，并解释负强化的不良后果。 |

> 现在轮到你了！请按照练习指导中的第一步和第二步进行练习。

**请记住**：角色扮演的目标是让受训者练习即兴回应当事人陈述，这种回应需要使用技术标准，并且要让受训者感觉真实。**本练习的末尾提供了治疗师对每个当事人陈述的回应示例。在阅读示例之前，受训者应尝试独立做出即兴回应。**

| 练习 7 的初阶难度当事人陈述 |
|---|
| **初阶当事人陈述 1** |
| ［紧张］我想我今天还没准备好处理这个问题。 |
| **初阶当事人陈述 2** |
| ［哭泣］太尴尬了。我哭起来好丑。 |
| **初阶当事人陈述 3** |
| ［紧张，回避暴露任务］哦，我忘了告诉你，我可能要换工作了。也许我们今天应该谈谈这个？ |
| **初阶当事人陈述 4** |
| ［惊恐］好吧，我现在确实感到很焦虑！嗯，这次暴露又有什么意义呢？如果没用怎么办？如果我无法停止这种感觉怎么办？也许我们应该现在就停下来。 |
| **初阶当事人陈述 5** |
| ［含泪］我都不知道我在这里是否有所好转。我的意思是，我已经接受了好几周的治疗了，但我感觉还是那样。 |

🖐 在进入下一个难度之前评估并调整难度（参见练习指导中的第三步）。

| 练习 7 的中阶难度当事人陈述 |
|---|
| **中阶当事人陈述 1** |
| ［愤怒］我想我受够了治疗……事情没那么糟糕，也许我不想改变了。我一辈子都在应对这些问题，我也应付得过来。 |
| **中阶当事人陈述 2** |
| ［颤抖着流泪］真的很尴尬……我对你撒了谎，我以为我在这里可以应付自如。我不想让你失望，也不想让你觉得这是在浪费时间。 |

| 练习7的中阶难度当事人陈述 |
|:---|
| **中阶当事人陈述3** |
| ［哭泣］我的伴侣今天和我分手了。我知道这很傻，但我真的以为我们会结婚。 |
| **中阶当事人陈述4** |
| ［颤抖着哭泣］我一想到这事就会崩溃大哭。所以我一直在逃避。 |
| **中阶当事人陈述5** |
| ［双手抱头，泣不成声］ |

> ✋ 在进入下一个难度之前评估并调整难度（参见练习指导中的第三步）。

| 练习7的高阶难度当事人陈述 |
|:---|
| **高阶当事人陈述1** |
| ［生气］我们在这里做的事情太愚蠢了！ |
| **高阶当事人陈述2** |
| ［非常焦虑］我感觉自己快要惊恐发作或晕倒了！ |
| **高阶当事人陈述3** |
| ［厌恶，扭过头去］呃，啊，太恶心了！我不会看那个东西，也不会碰它！ |
| **高阶当事人陈述4** |
| ［哭泣，提高声调］我做不到！ |
| **高阶当事人陈述5** |
| ［生气］你不明白。我想停止悲伤，而不是练习感受悲伤。我已经非常擅长感到难过了。所以，我真的不需要更多的练习了！ |

| 练习 7 的高阶难度当事人陈述 |
|---|
| **高阶当事人陈述 6** |
| ［恐慌］哦，我的天哪……哦，我的天哪……我要死了！我不能呼吸了！救救我！ |
| **高阶当事人陈述 7** |
| ［愤怒］我觉得你根本不在乎我！你只是假装喜欢我，因为这是你的工作！ |

> 评估并调整难度（参见练习指导中的第三步）。如果适当的话，请按照指导将练习变得更具挑战性（参见附录 A）。

## 治疗师回应示例：与情绪工作

请记住：在阅读示例之前，受训者应尝试自己即兴回应。**不要逐字阅读以下回应，除非你自己无法做出回应！**

| 对练习 7 初阶难度当事人陈述的回应示例 |
|---|
| **对初阶当事人陈述 1 的回应示例** |
| 好的。听起来你今天对于是否继续治疗有点犹豫。让我们来讨论一下你的顾虑吧。一定程度的焦虑是很正常的，这也是治疗的一部分，对吧？但这并不容易。我们也可以重新审视一下今天的计划。 |
| **对初阶当事人陈述 2 的回应示例** |
| 听起来你觉得自己的悲伤和眼泪都是丑陋的。但实际上，我认为它们很重要，很值得倾听。 |

## 对练习 7 初阶难度当事人陈述的回应示例

### 对初阶当事人陈述 3 的回应示例

我们当然可以谈谈你的工作，我知道这很重要。不过，我想知道，你是不是对我们要进行的暴露练习感到有点紧张？如果是这样，那就很正常。因为暴露练习可能会让人感到不舒服。我们能不能从识别和探索你现在的内心体验开始呢？

### 对初阶当事人陈述 4 的回应示例

[语速缓慢而平静，保持眼神交流] 好的，记住你是可以掌控这一切的。如果你想停下来，我们马上就停。但请记住，坚持下去可以帮助你的大脑和身体认识到你现在实际上是安全的。记住，你不会永远感到焦虑。所以，考虑到这一点，我建议我们继续进行。你愿意这样做吗？

### 对初阶当事人陈述 5 的回应示例

如果你觉得自己没有取得进展，那很重要。让我们重新审视一下治疗目标，看看我们对进展的看法。如果你没有取得自己想要的进展，我们可以一起想想办法，看看如何调整或改变你的治疗方案，以取得更好的进展。你觉得怎么样？或者，另一种选择是我们可以做一个思维记录，来识别出是什么想法让你感到如此绝望。你想选择哪一种？

## 对练习 7 中阶难度当事人陈述的回应示例

### 对中阶当事人陈述 1 的回应示例

你已经取得了进步，这证明了你的实力！但是你决定开始治疗，今天又决定来参加这次治疗，肯定是有原因的。我很好奇，你是否感觉到自己不想让事情发生改变……或者你觉得自己无法改变。

### 对中阶当事人陈述 2 的回应示例

我很高兴你能告诉我真相。我们可以随时调整下次会谈的计划，但现在，我很好奇为什么不想让我失望，对你来说如此重要。

| 对练习 7 中阶难度当事人陈述的回应示例 |
| --- |

**对中阶当事人陈述 3 的回应示例**

［点头，身体前倾］听到这个消息我很难过。我知道那段感情对你来说有多重要。我对你说这是"愚蠢的"这一说法感到好奇。是什么让你有这样的想法或感受呢？

**对中阶当事人陈述 4 的回应示例**

是的，我完全理解。而且，就像我们之前讨论的，逃避虽然能带来暂时的解脱，但这往往是以长期代价为前提的。通过逃避来寻求解脱，就好像我们在告诉自己，这件事情对我来说太大、太强大了，我无法用其他方式来应对。这只会加强这种叙述和情绪，让它更加控制你。这说得通吗？你是否仍然有动力去看到我们可以削弱这种力量，即使这意味着要忍受不适才能达到这个目标？

**对中阶当事人陈述 5 的回应示例**

［保持沉默；允许当事人哭泣，只需用点头和注视来陪伴当事人。不要先开口说话，也不要压制体验到的情绪。］

| 对练习 7 高阶难度当事人陈述的回应示例 |
| --- |

**对高阶当事人陈述 1 的回应示例**

我听到了你觉得这没有帮助。我真的听到你的话了，我也很感谢你的坦诚。我想知道更多为什么你觉得这很愚蠢。

**对高阶当事人陈述 2 的回应示例**

这是一项艰巨的工作。让我们正视这些感受，并将注意力集中在你的呼吸上。我在这里陪你。让我们坚持下去，尽量不去抗拒它。

**对高阶当事人陈述 3 的回应示例**

我们不应该假装它不恶心。但你已经经历了这么多，一直在处理这个问题。试着想想那些对你来说珍贵的东西，你想要过什么样的生活。这就是你转变的时刻。

## 对练习 7 高阶难度当事人陈述的回应示例

### 对高阶当事人陈述 4 的回应示例

我知道你现在感觉自己做不到，觉得今天不可能做到。如果我觉得你还没有准备好或者没有能力，我不会建议你这么做。这需要你勇敢地迈出一步，相信我，也相信你自己。我在这里陪着你。让我们花一分钟时间，重新思考一下这样做对你来说意味着什么，以及你想要过什么样的生活。

### 对高阶当事人陈述 5 的回应示例

我真的很高兴你能告诉我你的感受！听起来我确实没有理解你的意思，也没有明白你一直在跟我说什么。我向你道歉。每周来这里，却感觉自己在做与自己想要达到的目标相反的事情，这一定让你非常沮丧。我想知道我们是否可以进一步讨论这个问题，一起找到解决办法？

### 对高阶当事人陈述 6 的回应示例

[平静地说话，进行眼神交流] 记住你现在正在呼吸，即使你感觉无法呼吸。试着把注意力集中在呼吸上。我们一起做，和我一起呼吸。你能做到的。

### 对高阶当事人陈述 7 的回应示例

你说得对，这是我的工作。质疑别人的动机，包括我的动机，是很正常的，如果我让你觉得我只是假装关心你和你的治疗，你当然可以对我感到不满。我们能不能讨论一下是什么让你怀疑我是否真正关心你？

# 第 10 章

# 练习 8：保持灵活性

## 准备

1. 阅读第 2 章中的说明。

2. 附录 A 中的刻意练习反应评估表和附录 B 中的刻意练习日志表。

## 技术描述

### 技术难度等级：高阶

尽管现有证据无法证明依从性与治疗效果之间存在一致、线性的关系，但仍有直接和间接证据表明维持一个连贯治疗框架的重要性。此外，在循证治疗所包含的多种 CBT 技术中，对于任何特定技术是否具有普遍重要性的支持证据是参差不齐的（Cuijpers et al.，2019）。有证据表明，依从性符合"金发姑娘"原则（即适度原则，McCarthy et al.，2016）。依从性连续体的两个极端似乎都是有问题的，即刻板依从或随意依从（或缺乏连贯框架的指导）。这一"恰到好处"的发现强调了忠诚度中灵活性的重要性（Kendall & Frank，2018）。在考虑灵活性实践时，其他人对特定治疗方案的修改进行了区分：忠诚一致的修改和忠诚不一致的修改。例如，在遵循 CBT 手册时，治疗师可能会采用一种并未特别包含在既定方案中的技术，但该技术仍与更广义的 CBT 模型保持一致（即忠诚一致的修改）。相反，忠诚不一致的修改则代表所采用的技术与更广义的 CBT 模型不一致。暂且不论那些经仔细审查后可能发现并不独特于某一特定模型的技术（Castonguay，2011），在这项技术中，我们重点关注的是我们认为属于忠诚一致的修改或灵活性，即在保持锚定于广义的 CBT 模型的同时，以灵活的方式应对当事人的个性化需求和情况。

## 治疗师保持灵活性示例

### 示例 1

**当事人**：［焦虑］我还没有准备好尝试我的暴露等级表中的下一个项目。

**治疗师**：好的。正如我们之前讨论过的，计划并不是一成不变的。在考虑调整之前，我们能否探讨一下你对这个计划有什么担忧吗？

## 示例 2

**当事人**：［焦虑］我知道原计划是回顾我的监测情况，但我昨天得知我可能会失业。

**治疗师**：听到这个消息我很难过。我想确保在这里给你留出足够的空间来谈论这件事。我们可以把今天计划中的一些或大部分内容搁在一边，也许我们可能会找到一种办法，在我们的讨论中融入这些内容。

## 示例 3

**当事人**：［沮丧］我想我不能保证每周都来这里。

**治疗师**：好的。让我们考虑一下你的治疗方案中有哪些选择，以及每个选择的潜在成本和收益。或许我们能制订出一个计划，让你能够继续每周前来治疗。

| 练习指导 |
|---|
| **第一步：角色扮演并反馈** |
| • 当事人说出第一个初阶难度的当事人陈述，治疗师根据技术标准做出即兴回应。 |
| • 训练者（没有训练者则由当事人）根据技术标准提供简短的反馈。 |
| • 当事人重复上述陈述，治疗师再次做出即兴回应。训练者（或当事人）再次提供简短的反馈。 |
| **第二步：重复** |
| • 重复第一步，直到完成所有当前难度等级（初阶、中阶、高阶）的陈述。 |

| 练习指导 |
|---|
| **第三步：评估并调整难度等级** |
| • 治疗师完成刻意练习反应评估表（见附录 A），并决定是否调整难度等级。 |
| **第四步：重复** |
| • 重复第一步至第三步，至少 15 分钟。 |
| • 交换角色，重新开始。 |

# 练习 8 的可选变体

在最后一轮练习中，扮演当事人的受训者即兴提出一个与 CBT 计划或活动有关的问题，这个问题是他们直接从真实的培训案例中听到的。然后，扮演治疗师的受训者尝试以一种既灵活又与 CBT 一致的方式来解决这个问题。接着，当事人可以分享治疗师的回应是否确实具有灵活性，同时与一般的 CBT 框架保持基本一致。请注意，当事人应该谨慎地只谈论他们感觉舒适的话题。

| 技术标准 |
|---|
| 1. 保持合作和透明的态度。 |
| 2. 表现出共情。 |
| 3. 在确定是否需要做出修改之前，表现出对探索的开放态度。 |
| 4. 与广义的 CBT 取向保持一致。 |

> 现在轮到你了！请按照练习指导中的第一步和第二步进行练习。

请记住：角色扮演的目标是让受训者练习即兴回应当事人陈述，这种回应需要使用技术标准，并且要让受训者感觉真实。**本练习的末尾提供了治疗师对每个当事人陈述的回应示例。在阅读示例之前，受训者应尝试独立做出即兴回应。**

| 练习 8 的初阶难度当事人陈述 |
| --- |
| **初阶当事人陈述 1** |
| ［焦虑］我还没有准备好尝试我的暴露等级表中的下一个项目。 |
| **初阶当事人陈述 2** |
| ［焦虑］我觉得我还没有准备好在下次会谈前做你要求我做的所有事情。 |
| **初阶当事人陈述 3** |
| ［沮丧］我不喜欢这种呼吸练习。经验监测对我更有帮助。 |
| **初阶当事人陈述 4** |
| ［兴奋］你不会相信这周发生了什么！ |
| **初阶当事人陈述 5** |
| ［沮丧］我知道我说过要去参加那个活动，和新认识的人聊聊天，但我仅仅和一个人说了声"你好"。 |

> ✋ 在进入下一个难度之前评估并调整难度（参见练习指导中的第三步）。

| 练习 8 的中阶难度当事人陈述 |
| --- |
| **中阶当事人陈述 1** |
| ［焦虑］我知道原计划是回顾我的监测情况，但我昨天得知我可能会失业。 |

| 练习 8 的中阶难度当事人陈述 |
| --- |
| **中阶当事人陈述 2** |
| ［焦躁］我本想谈谈过去发生的事情，但我知道我们的治疗焦点是当下。 |
| **中阶当事人陈述 3** |
| ［焦虑］我想我还没有在这里提起过宗教，我一直不确定要不要这么做。 |
| **中阶当事人陈述 4** |
| ［焦虑］在这么小的地方和大家庭一起生活，我对做家庭作业感到不安。这让我很不舒服。 |
| **中阶当事人陈述 5** |
| ［绝望，完成进度监测后］我认为你让我完成的测量得分与我目前的体验是一致的。感觉事情可能真的越来越糟了。 |
| **中阶当事人陈述 6** |
| ［焦虑］我学到了一些新东西，但我还是一直感到紧张。我无法在与人交谈时不发脾气。我感到烦躁不安，无法真正放松。[①] |

 在进入下一个难度之前评估并调整难度（参见练习指导中的第三步）。

---

① 博斯韦尔和施瓦茨曼（Boswell & Schwartzman，2018）最初描述了这一当事人陈述和后文的治疗师回应示例。这个例子摘自我（博斯韦尔）作为治疗师的某次真实治疗会谈的逐字稿。我们从原始的、更全面的案例片段中复制了这些内容，因为它传达了一种常见的治疗情境，非常适合训练如何以忠诚而灵活的方式应用 CBT。——编者注

| 练习 8 的高阶难度当事人陈述 |
|---|
| **高阶当事人陈述 1** |
| ［直言不讳］我认为我的问题部分源于我在工作中遭遇的种族歧视和不被尊重。 |
| **高阶当事人陈述 2** |
| ［沮丧］我想我不能保证每周都来这里。 |
| **高阶当事人陈述 3** |
| ［抑郁］我没能完成创伤家庭作业。我感觉更沮丧了，睡得很死。我这周有几天上班都迟到了。 |
| **高阶当事人陈述 4** |
| ［兴奋］我发现了一篇关于治疗焦虑症的突破性药物的文章，看起来我可以试试。 |
| **高阶当事人陈述 5** |
| ［绝望］说实话，事情并没有像我预期的那样有所改善。 |

> 评估并调整难度（参见练习指导中的第三步）。如果适当的话，请按照指导将练习变得更具挑战性（参见附录 A）。

## 治疗师回应示例：保持灵活性

请记住：在阅读示例之前，受训者应尝试自己即兴回应。**不要逐字阅读以下回应，除非你自己无法做出回应！**

| 对练习 8 初阶难度当事人陈述的回应示例 |
|---|
| **对初阶当事人陈述 1 的回应示例** |
| 好的。正如我们之前讨论过的，计划并不是一成不变的。在考虑调整之前，我们能否探讨一下你对这个计划有什么担忧吗？ |
| **对初阶当事人陈述 2 的回应示例** |
| 谢谢你告诉我。让我们找出一个更容易管理且对你更有帮助的方案吧。 |
| **对初阶当事人陈述 3 的回应示例** |
| 好的。每个人都不一样，有些人会觉得有些方法比其他方法更有帮助。我想多听听你不喜欢呼吸练习的原因。如果经验监测对你更有帮助，我们当然可以调整，把更多的注意力放在这上面。 |
| **对初阶当事人陈述 4 的回应示例** |
| 听起来你最近经历了很多事情。我在想我们能不能找个方法，既能讨论最近发生的事情，又能留出时间来继续练习我们之前确定要提高的技能，这样从长远来看，你就能有所进步。至于议程安排，我们能不能把今天的一部分时间用来回顾一下最近的事件，另一部分时间用来继续练习我们一直在讨论的技能？ |
| **对初阶当事人陈述 5 的回应示例** |
| 看起来你可能对此有点失望，但我认为这是一个很大的进步。首先，你能出席活动就已经很了不起了，然后还主动和不认识的人打了招呼。我们来谈谈这是什么样的感觉吧。 |

| 对练习 8 中阶难度当事人陈述的回应示例 |
|---|
| **对中阶当事人陈述 1 的回应示例** |
| 听到这个消息我很难过。我想确保在这里给你留出足够的空间来谈论这件事。我们可以把今天计划中的一些或大部分内容搁在一边，也许我们可能会找到一种办法，在我们的讨论中融入这些内容。 |

## 对练习 8 中阶难度当事人陈述的回应示例

### 对中阶当事人陈述 2 的回应示例

你说得对，在这种方法中，我们更关注现在，但这并不意味着你过去的经历无关紧要。如果过去发生的事情对你很重要，我想听你多讲讲，我们可以将其与现在发生的事情联系起来。

### 对中阶当事人陈述 3 的回应示例

你有什么重要的精神或宗教信仰要告诉我吗？我想说明的是，这个话题在这儿不是禁忌。如果这对你来说很有意义，我们一定在工作中关注这个方面。

### 对中阶当事人陈述 4 的回应示例

知道这一点很重要，谢谢。让我们一起想想，做出一些更可行的调整。

### 对中阶当事人陈述 5 的回应示例

承认这一点很重要，尤其是当它通过多种方式表达出来时。我也理解这可能会让人感到沮丧。让我们重新审视一下我们的计划，具体讨论一下哪些地方行不通，哪些地方可能行得通。

### 对中阶当事人陈述 6 的回应示例

很高兴我们能进行这样的对话。我觉得继续遵循我们的总体计划是有帮助的，但还有一些其他选择，如果你发现这些选择很有帮助，可以帮助你缓解一些紧张情绪，那这值得考虑。如果你愿意的话，我想在我们今天剩余的时间里，一起探讨一些更有针对性的放松策略。

## 对练习 8 高阶难度当事人陈述的回应示例

### 对高阶当事人陈述 1 的回应示例

首先，很抱歉听到你有这样的经历。我们不能将其割裂开来，或者将其视为治疗范围之外的事情，而是要认识到它的影响，并将这一现实融入到我们正在做的工作中。

| 对练习 8 高阶难度当事人陈述的回应示例 |
|---|
| **对高阶当事人陈述 2 的回应示例** |
| 好的。让我们考虑一下你的治疗方案中有哪些选择，以及每个选择的潜在成本和收益。或许我们能制订出一个计划，让你能够继续每周前来治疗。 |
| **对高阶当事人陈述 3 的回应示例** |
| 对你来说，上班迟到很不寻常。看来今天要首先讨论一下你的心情，如果这样做对你最有帮助，我们可以稍后再讨论作业。 |
| **对高阶当事人陈述 4 的回应示例** |
| 听起来你对这篇文章很感兴趣，而且你也很想知道这种方法是否适合你。总的来说，讨论一下药物咨询的选择以及它如何与我们在这里进行的工作相结合，似乎很重要。 |
| **对高阶当事人陈述 5 的回应示例** |
| 我听到了你的反馈，也很感激。让我们重新审视一下我们的计划。如果感觉帮助不大，我们也不想一成不变，但我们可能只需要调整一下最初对会谈次数的预期。 |

# 第 11 章

# 练习 9：应对治疗同盟的破裂

## 准备

1. 阅读第 2 章中的说明。

2. 附录 A 中的刻意练习反应评估表和附录 B 中的刻意练习日志表。

## 技术描述

### 技术难度等级：高阶

治疗师的灵活性和持续根据特定当事人及情境调整 CBT 的做法，是循证实践最复杂、最全面形态的体现（关于 CBT 的响应性，请参阅第 15 章的全面讨论和研究文献综述）。除了 CBT 忠诚一致的修改和灵活性的技术（练习 8）外，越来越多的证据表明，当面对某些会谈过程中的标记或时刻时，治疗师暂时完全地"偏离"标准 CBT 技术时，CBT 的效果会更好（Constantino et al., 2021）。反而，根据标记的不同，治疗师可以使用特定且基于证据的、与 CBT 忠诚不一致的策略，直到突出的（且通常是阻碍治疗过程）问题得到解决；一旦问题解决，治疗师即可回到标准的 CBT 治疗中。在这项技术中，我们重点关注如何运用**人本主义和人际取向技术**应对在 CBT 治疗过程中可能出现的当事人与治疗师治疗同盟破裂问题。

通常，一个高质量的治疗同盟包含三个核心要素：（1）当事人和治疗师就治疗目标达成一致；（2）当事人和治疗师就实现这些目标的任务达成一致；（3）当事人与治疗师体验到一种安全、温暖和友好的二元关系。该定义具有跨理论的适用性。在治疗过程中，这种关系质量可能会有所起伏，尤其是考虑到治疗工作的自然压力或其他可能导致双方（或其中一方）感到协调合作或紧密联系破裂的二元关系失调。当这种破裂发生时，它们可能与适应不良的治疗过程和效果有关（Eubanks et al., 2018）。然而，重要的是，它们可能也代表着潜在的改变机会，如果处理得当，可以成为治疗契机。也就是说，破裂－修复可以作为一种治疗改变机制，替代或伴随正在进行的治疗机制发挥作用。在这种情况下，面对破裂的标记，与其坚持使用 CBT（这可能涉及试图说服当事人相信 CBT 的优势），不如根据研究发现，从 CBT 转向更加人本主义和人际取向的立场及策略。

要想灵活地运用这些策略，首先需要注意到治疗同盟破裂的标记。这些标记如果来自当事人，一般可以分为两种类型。第一种是**退缩标记**，表现为以牺牲自我定义或自我主张为代价来追求关系（即因为害怕失去关系而不愿面对问题）。第二种是**对抗标记**，表现为以牺牲关系为代价来表达自我定义。无论属于哪种类型，这些标记都传达了关系状态和治疗进展的重要信息，临床工作者明智的做法是通过元沟通的人际策略或即时关注关系过程的发展来进行深入探索（Muran & Eubanks，2020）。在这种沟通背景下，临床工作者还可以采用人本主义策略，表达同理心，并至少为关系紧张承担部分责任，以确认当事人的体验，并提供合作机会以改变双方的体验。这种暂时且根据情境偏离 CBT 的做法是有益的，它本身既是一种修正性人际体验，又能通过将工作关系恢复到足以重返 CBT 计划的状态而发挥作用。

## 治疗师应对治疗同盟的破裂示例

### 示例 1

**当事人**：［沮丧］好吧，我不是很确定，但如果你认为这是最好的办法，我想我可以再试一次思维记录。

**治疗师**：嗯，我们当然可以一起做。不过，我觉得也许你只是因为我提议了所以才同意这么做。就好像你虽然接受了，但可能现在并不确定这么做是否有意义。我说得对吗？

### 示例 2

**当事人**：［恼怒］我觉得从开始到现在，你一直都没听懂我的话。你好像根本不明白我的意思。你到底有没有在听？

**治疗师**：我能感受到你对我的不满，这完全合情合理，因为你感觉我好像没有在听你说话。我担心可能是我太专注于如何解决问题，而忽视了准确理解问题本身。这是我的错，我会努力改进。你能详细说说我在哪些方面做得不好吗？

## 示例 3

**当事人：**［沮丧］哎呀，作业又是一塌糊涂，毫无意义。我们能不能不要再做了？

**治疗师：**我能看出来这些家庭作业给你增加了更多压力。事实上，我意识到我没有解释清楚它的基本原理，也可能是这个作业与你最迫切的需求不太相关。我为此道歉，我想和你讨论一下哪些内容看起来更相关且适合你的情况。

| 练习指导 |
| --- |
| **第一步：角色扮演并反馈** |
| • 当事人说出第一个初阶难度的当事人陈述，治疗师根据技术标准做出即兴回应。<br>• 训练者（没有训练者则由当事人）根据技术标准提供简短的反馈。<br>• 当事人重复上述陈述，治疗师再次做出即兴回应。训练者（或当事人）再次提供简短的反馈。 |
| **第二步：重复** |
| • 重复第一步，直到完成所有当前难度等级（初阶、中阶、高阶）的陈述。 |
| **第三步：评估并调整难度等级** |
| • 治疗师完成刻意练习反应评估表（见附录 A），并决定是否调整难度等级。 |
| **第四步：重复** |
| • 重复第一步至第三步，至少 15 分钟。<br>• 交换角色，重新开始。 |

## 练习 9 的可选变体

在最后一轮练习中，扮演当事人的受训者即兴提出一个与同盟破裂有关的问题，这个问题是他们从真实的培训案例中直接经历的。然后，扮演治疗师的受训者尝试开始破裂–修复的过程。接着，当事人可以分享治疗师的回应是否让他们感受到了共情与合作。请注意，当事人应该谨慎地只谈论他们感觉舒适的话题。

| 技术标准 |
| --- |
| 1. 暂时偏离 CBT 的改变议程。 |
| 2. 真诚地邀请当事人讨论他们的主观体验。 |
| 3. 对当事人的想法和感受表示共情，并邀请当事人进一步表露无益或无效的情况。 |
| 4. 从当事人的表露中发现一些真相，从而"解除"当事人对治疗师或 CBT 的负面情感。 |

➤ 现在轮到你了！请按照练习指导中的第一步和第二步进行练习。

**请记住**：角色扮演的目标是让受训者练习即兴回应当事人陈述，这种回应需要使用技术标准，并且要让受训者感觉真实。**本练习的末尾提供了治疗师对每个当事人陈述的回应示例。在阅读示例之前，受训者应尝试独立做出即兴回应。**

| 练习 9 的初阶难度当事人陈述 |
| --- |
| **初阶当事人陈述 1** |
| ［沮丧］好吧，我不是很确定，但如果你认为这是最好的办法，我想我可以再试一次思维记录。 |

| 练习 9 的初阶难度当事人陈述 |
| --- |
| **初阶当事人陈述 2** |
| ［退缩］我不知道该从哪里开始，也不知道今天的议程该优先考虑什么。抱歉。 |
| **初阶当事人陈述 3** |
| ［悲伤，退缩］我只是不知道还能说什么或做什么了……对你、对任何人都是这样。 |
| **初阶当事人陈述 4** |
| ［恼怒］我觉得从开始到现在，你一直都没听懂我的话。你好像根本不明白我的意思。你到底有没有在听？ |
| **初阶当事人陈述 5** |
| ［惊讶］上次咨询结束得太突然了。我知道我们只有一个小时的时间，但我当时正在说一些事情。从那时起，我就一直在想这件事，我甚至考虑过今天不来了……我想我是有点生气了。 |

> 在进入下一个难度之前评估并调整难度（参见练习指导中的第三步）。

| 练习 9 的中阶难度当事人陈述 |
| --- |
| **中阶当事人陈述 1** |
| ［质疑］你今天心思全在这儿吗？医生，别介意，但你看上去有点心不在焉。 |
| **中阶当事人陈述 2** |
| ［沮丧］哎呀，作业又是一塌糊涂，毫无意义。我们能不能不要再做了？ |

| 练习 9 的中阶难度当事人陈述 |
| --- |
| **中阶当事人陈述 3** |
| ［沮丧］我只是觉得你没有能力帮助我。那个"认知三角"，或者随便你怎么称呼它，在我看来似乎都是站不住脚的。 |
| **中阶当事人陈述 4** |
| ［愤怒］现在你只是在扮演一个心理学家，就像电视上那些老套的心理学家一样。但我想你是专家，所以请告诉我接下来该怎么做。 |
| **中阶当事人陈述 5** |
| ［烦躁］我妈妈昨天一直在提醒我要注意自己的思想和呼吸。真烦人。人们总是试图解决我的问题，却不懂我正在经历着什么。 |

🤚 在进入下一个难度之前评估并调整难度（参见练习指导中的第三步）。

| 练习 9 的高阶难度当事人陈述 |
| --- |
| **高阶当事人陈述 1** |
| ［愤怒］我的伴侣背叛了我。不，没有其他解释，所以别再问了！他出轨了，所以我们的关系就是个谎言！ |
| **高阶当事人陈述 2** |
| ［焦虑］我做了你让我填写的量表。老实说，我觉得我给你的评分可能比平时低，但我不确定我是否想谈这件事。 |
| **高阶当事人陈述 3** |
| ［愤怒］你是最差的。你总是要求我用不同的方式看问题，好像我的观点总是错的，就好像你在说我撒谎。我的上一个治疗师可不会说我撒谎。 |
| **高阶当事人陈述 4** |
| ［沮丧］说实话，我不指望你能完全理解我。 |

| 练习 9 的高阶难度当事人陈述 |
|---|
| **高阶当事人陈述 5** |
| ［恼怒］嗯，我想你建议的家庭作业是有一定道理的，但我最近也很容易烦躁……特别是当事情对我来说不明确和让我不知所措的时候。 |

✋ 评估并调整难度（参见练习指导中的第三步）。如果适当的话，请按照指导将练习变得更具挑战性（参见附录 A）。

## 治疗师回应示例：应对治疗同盟的破裂

**请记住**：在阅读示例之前，受训者应尝试自己即兴回应。**不要逐字阅读以下回应，除非你自己无法做出回应！**

| 对练习 9 初阶难度当事人陈述的回应示例 |
|---|
| **对初阶当事人陈述 1 的回应示例** |
| 嗯，我们当然可以一起做。不过，我觉得也许你只是因为我提议了所以才同意这么做。就好像你虽然接受了，但可能现在并不确定这么做是否有意义。我说得对吗？ |
| **对初阶当事人陈述 2 的回应示例** |
| 哦，我明白了。暂且抛开议程不谈，我感觉你今天有点疏远我……不像往常那么投入。你也是这种感觉吗？ |
| **对初阶当事人陈述 3 的回应示例** |
| 这听起来真的很难受，就像你已经无计可施了。你能帮助我理解你的感受吗？我真的很想了解你的经历，这样我们就能在如何有效利用时间上达成共识。 |

## 对练习 9 初阶难度当事人陈述的回应示例

### 对初阶当事人陈述 4 的回应示例

我能感受到你对我的不满，这完全合情合理，因为你感觉我好像没有在听你说话。我担心可能是我太专注于如何解决问题，而忽视了准确理解问题本身。这是我的错，我会努力改进。你能详细说说我在哪些方面做得不好吗？

### 对初阶当事人陈述 5 的回应示例

我真的很感谢你今天能来，并提出这个问题。我想这一定不容易，但听起来我确实伤害了你。你说得很对，在坚持我们的时间安排时，我没有充分考虑到你的需求。如果你愿意，我想现在就讨论这个问题，因为对我们来说，这似乎是一个非常重要的关系问题。

## 对练习 9 中阶难度当事人陈述的回应示例

### 对中阶当事人陈述 1 的回应示例

我真的没有意识到对你造成了这种影响，但我很高兴你能指出来。我想花点时间注意一下自己的状态；很可能我今天有些心不在焉。你以前注意到过这种情况吗？

### 对中阶当事人陈述 2 的回应示例

我能看出来这些家庭作业给你增加了更多压力。事实上，我意识到我没有解释清楚它的基本原理，也可能是这个作业与你最迫切的需求不太相关。我为此道歉，我想和你讨论一下哪些内容看起来更相关且适合你的情况。

### 对中阶当事人陈述 3 的回应示例

有这样的疑虑一定很困扰，尤其是在我们进行了几次会谈之后。让我们暂时把 CBT 框架放在一边。你觉得我帮不了你，这是一种怎样的感受？

| 对练习 9 中阶难度当事人陈述的回应示例 |
| --- |
| **对中阶当事人陈述 4 的回应示例** |
| 那感觉肯定不好，也许甚至觉得我有些虚伪。至于专业知识方面，我知道你比任何人都更了解自己。所以如果在你眼里我做得不够好，这才是最重要的观点。我们可以讨论一下吗？ |
| **对中阶当事人陈述 5 的回应示例** |
| 这太糟糕了。事实上，我突然想到，也许我有时候也会这么做。也许是在设定议程或布置家庭作业时，或者当我们在会谈中一起探讨你的想法时。我们之间有这种情况吗？ |

| 对练习 9 高阶难度当事人陈述的回应示例 |
| --- |
| **对高阶当事人陈述 1 的回应示例** |
| 我能感觉到你现在非常生我的气。我的话一定伤害了你；关于这件事，你能和我多讲一些吗？ |
| **对高阶当事人陈述 2 的回应示例** |
| 我刚刚注意到你对我的信任减少了。不知道你能不能帮我理解你的感受？我更倾向于这样做，而不是在你对我们的议程或我的信任度越来越低的时候坚持原计划。 |
| **对高阶当事人陈述 3 的回应示例** |
| 看来，我在建议用不同方式来解释你的情况时，感觉像是在说你在撒谎。那一定让你非常受伤。我为我的言辞不够敏感向你道歉。 |
| **对高阶当事人陈述 4 的回应示例** |
| 我想这给你造成了很大的困扰。我知道你来这里是为了寻求帮助，但是想要帮助你的人却能力有限。这是一种什么样的感觉？ |
| **对高阶当事人陈述 5 的回应示例** |
| 似乎让你感到沮丧的不仅是家庭作业不明确，还可能是我要求你做的事情太多了。这确实是我的失误，我真的很想和你共同努力找到既明确又不会让你感到压力过大的活动。我们今天能一起讨论一下吗？ |

# 第 12 章

# 练习 10：应对当事人的阻抗

## 准备

1. 阅读第 2 章中的说明。

2. 附录 A 中的刻意练习反应评估表和附录 B 中的刻意练习日志表。

## 技术描述

### 技术难度等级：高阶

如前所述，治疗师的灵活性和持续根据特定当事人及情境调整 CBT 的做法，是循证实践最复杂、最全面形态的体现（关于 CBT 的响应性，请参阅第 15 章的全面讨论和研究文献综述）。除了 CBT 忠诚一致的修改和灵活性的技术（练习 8）外，越来越多的证据表明，当面对某些会谈过程中的标记或时刻时，治疗师虽然只是暂时但完全地"偏离"标准 CBT 技术时,CBT 的效果会更好(参见 Constantino et al., 2021)。反而,根据标记的不同,治疗师可以使用特定且基于证据的、与 CBT 忠诚不一致的策略,直到突出的(且通常是阻碍治疗过程)问题得到解决;一旦问题解决,治疗师即可回到标准的 CBT 治疗中。在这一技术中,我们专注于灵活运用**以当事人为中心**的技术,以解决在 CBT 过程中可能出现的当事人阻抗问题。

具体而言,研究表明,当当事人对治疗方向或对治疗师表现出阻抗时,可以从 CBT 转向动机式访谈(MI)策略,并关注"精神"层面。阻抗是一种经常发生的临床现象,可能由一些常见诱因引起。例如,它可能反映了当事人对 CBT 与个人相关的逻辑或疗效的信念减弱,尽管他们有意愿减少症状和改善功能。另外,阻抗也可能是当事人对改变和远离熟悉事物(即使是不适应的)所表现出来的可理解的矛盾心理。这种阻抗会以直接形式(例如,不完成家庭作业、明确反对治疗原理、批评治疗师)或间接形式(例如,缺席会谈、在会谈中退缩、打断或转移话题)表现出来。但一般的经验是阻抗意味着当事人明显反对当前的会谈议程或治疗方向。重要的是,阻抗通常是当事人传达的一个有效信息,表明治疗与他们对改善的想法不一致,对改变持矛盾态度,和 / 或治疗关系不协调。无论是出于何种原因,坚持当前的计划不太可能有帮助,而在这种情况下,更多地采用以当事人为中心、以动机式访谈为原则的方法可能会起到促进作用。

# 治疗师应对当事人的阻抗示例

## 示例 1

　　**当事人：** ［悲观］我知道我接受这种方法，我也明白我们在这里试图做什么，但我开始怀疑这是否适合我。

　　**治疗师：** 很高兴你能告诉我这些，因为你对治疗的看法对治疗效果至关重要。让我们先换个方向，暂时放下既定的计划，只是讨论一下哪些内容你觉得适合或不适合。你觉得怎么样？

## 示例 2

　　**当事人：** ［矛盾］很抱歉缺席了几次会谈，但我只是不确定是否还要回来继续。我不觉得我需要做出太多改变……如果说真有什么要改变的话。

　　**治疗师：** 我明白了。我想，来参加咨询对你来说一定很难，特别是当咨询目标不再符合或者可能从来都没有符合过你的需求和期望时。听起来你可能还在梳理头绪。先把我们到目前为止所做的工作放在一边，你能多说说你现在的感受吗？

## 示例 3

　　**当事人：** ［悲伤］我想我感到很绝望。我内心的一部分想要改变，但另一部分又害怕如果改变太多，我会变成什么样子。

　　**治疗师**：内心装着这样的矛盾，一定很痛苦吧。我觉得我之前没有充分认识到这一点的两面性。为了让我们在这里所做的任何事情都能对你有所帮助，我们需要尊重你内心的**所有**感受。如果你愿意的话，也许我们可以抛开任何既定的计划或方向，只是讨论一下你的经历。你的感受对我来说非常重要。

| 练习指导 |
| --- |
| **第一步：角色扮演并反馈** |
| • 当事人说出第一个初阶难度的当事人陈述，治疗师根据技术标准做出即兴回应。<br>• 训练者（没有训练者则由当事人）根据技术标准提供简短的反馈。<br>• 当事人重复上述陈述，治疗师再次做出即兴回应。训练者（或当事人）再次提供简短的反馈。 |
| **第二步：重复** |
| • 重复第一步，直到完成所有当前难度等级（初阶、中阶、高阶）的陈述。 |
| **第三步：评估并调整难度等级** |
| • 治疗师完成刻意练习反应评估表（见附录 A），并决定是否调整难度等级。 |
| **第四步：重复** |
| • 重复第一步至第三步，至少 15 分钟。<br>• 交换角色，重新开始。 |

# 练习 10 的可选变体

　　在最后一轮练习中，扮演当事人的受训者即兴提出一个与阻抗有关的例子（对治疗师或 CBT 模型），这个例子是他们从真实的培训案例中直接经历的。然后，扮演治疗师的受训者尝试处理这种阻抗。接着，当事人可以分享治疗师的回应是否让他们感受到认可与合作。请注意，当事人应该谨慎地只谈论他们感觉舒适的话题。

| 技术标准 |
| --- |
| 1. 暂时偏离 CBT 的改变议程。 |
| 2. 共情式地探索当事人的治疗体验以及对治疗师的感受。 |
| 3. 确认当事人的体验，顺应而非挑战他们的阻抗。 |
| 4. 支持当事人的自主性，并激发他们向有价值的方向追求的动力。 |

> 现在轮到你了！请按照练习指导中的第一步和第二步进行练习。

　　**请记住**：角色扮演的目标是让受训者练习即兴回应当事人陈述，这种回应需要使用技术标准，并且要让受训者感觉真实。**本练习的末尾提供了治疗师对每个当事人陈述的回应示例。在阅读示例之前，受训者应尝试独立做出即兴回应。**

| 练习 10 的初阶难度当事人陈述 |
| --- |
| **初阶当事人陈述 1** |
| ［焦虑］我真的很想设法测试一下我对别人怎么看我的一些假设，但我不确定自己有没有准备好。 |
| **初阶当事人陈述 2** |
| ［悲观］我知道我接受这种方法，我也明白我们在这里试图做什么，但我开始怀疑这是否适合我。 |

| 练习 10 的初阶难度当事人陈述 |
| --- |

**初阶当事人陈述 3**

［抗拒］不得不承认，我没有做家庭作业。我不认为我比别人更"扭曲"自己的想法，所以这项作业似乎有点——好吧，有点傻。请恕我直言。

**初阶当事人陈述 4**

［矛盾］很抱歉缺席了几次会谈，但我只是不确定是否还要回来继续。我不觉得我需要做出太多改变……如果说真有什么要改变的话。

**初阶当事人陈述 5**

［矛盾］好吧，我本来是打算去做作业的，但我后来意识到，我不应该过于试图减少自己的担忧。我的意思是，虽然很有压力，但有时候它确实能帮助我掌控局面……让我更负责任。

在进入下一个难度之前评估并调整难度（参见练习指导中的第三步）。

| 练习 10 的中阶难度当事人陈述 |
| --- |

**中阶当事人陈述 1**

［坚定］我确实为错过几次治疗感到难过。我需要接受治疗，我需要控制住这种压力。我只是觉得我们的方法不对。

**中阶当事人陈述 2**

［悲伤］我感到很绝望。我内心的一部分想要改变，但另一部分又害怕如果改变太多，我会变成什么样子。

**中阶当事人陈述 3**

［沮丧］我不喜欢你问我是否有"灾难性想法"。灾难不是只发生在战争和自然灾害中吗？所以，不，我认为我没有灾难性想法。请不要再问了。

**练习 10 的中阶难度当事人陈述**

**中阶当事人陈述 4**

［愤怒］我的意思是，当然，放松一下会很好，但谁能就那样关掉自己的想法呢？我甚至不确定我是否愿意……我可能会变得懒惰和自满！我不知道……这太令人沮丧了。

**中阶当事人陈述 5**

［释然］我很高兴你能看出我对 CBT 的抵触！我觉得它开始更像一堂课，而不是一种治疗，这对我没有帮助。我确实想努力让自己感觉更好——也想让自己思考得更清晰［笑］，但有时我并没有明确的计划或方向。这时，只是给我一些空间畅所欲言，就会对我帮助很大。

在进入下一个难度之前评估并调整难度（参见练习指导中的第三步）。

**练习 10 的高阶难度当事人陈述**

**高阶当事人陈述 1**

［退缩］老实说，我不太了解 CBT……它看起来似乎有点傲慢。

**高阶当事人陈述 2**

［愤怒］你看起来很在意在会谈结束之前完成你清单上的所有任务。我觉得自己就像一个即插即用①的当事人！

---

①　即插即用，意味着当事人感觉自己没有得到个性化的关心、关注，而是被当作一个标准化的、可以快速处理的对象来对待。——译者注

| 练习 10 的高阶难度当事人陈述 |
|---|
| **高阶当事人陈述 3** |
| ［愤怒］老实说，我真的不知道你能怎么帮助我。我的意思是，当然，如果我有你这样的生活，也许我也可以每天结束时坐下来放松一下，但我没有！在我的生活中，我无法放松。所以，我真的看不出你怎么能帮我解决这个问题。 |
| **高阶当事人陈述 4** |
| ［挫败］你知道吗？过去几周我感觉好多了。老实说，我不知道是不是因为我不再做你给我的那些练习了。我的意思是，也许写下我的想法并试着放松，会让我变得更糟……也许这就是我，这就是我能感觉到的最好的状态，而我只需要学会接受它。 |
| **高阶当事人陈述 5** |
| ［生气］事实上，不，我不想设定议程。我认为我不想继续做这些事情了。我真的看不出这有什么用！ |

评估并调整难度（参见练习指导中的第三步）。如果适当的话，请按照指导将练习变得更具挑战性（参见附录 A）。

## 治疗师回应示例：应对当事人的阻抗

请记住：在阅读示例之前，受训者应尝试自己即兴回应。**不要逐字阅读以下回应，除非你自己无法做出回应！**

## 对练习 10 初阶难度当事人陈述的回应示例

### 对初阶当事人陈述 1 的回应示例

这没问题。准备好是关键。那今天我们不如就先讨论一下，对你来说，
"准备好"会是什么样子的？或者会有什么样的感觉呢？

### 对初阶当事人陈述 2 的回应示例

很高兴你能告诉我这些，因为你对治疗的看法对治疗效果至关重要。
让我们先换个方向，暂时放下既定的计划，只是讨论一下哪些内容你
觉得适合或不适合。你觉得怎么样？

### 对初阶当事人陈述 3 的回应示例

不用道歉。我真的明白你的意思了。那种认为极端思维可能加剧你担
忧的观点，似乎并不符合你的实际情况。因此，这项作业确实偏离了
目标。我想知道，我布置这项作业时，你有什么感受？

### 对初阶当事人陈述 4 的回应示例

我明白了。我想，来参加咨询对你来说一定很难，特别是当咨询目标
不再符合或者可能从来都没有符合过你的需求和期望时。听起来你可
能还在梳理头绪。先把我们到目前为止所做的工作放在一边，你能多
说说你现在的感受吗？

### 对初阶当事人陈述 5 的回应示例

首先，很感谢你分享这些，我想这并不容易。而且，同时有这样矛盾
的感觉一定很难。一方面，过多的担忧很让人头疼；但另一方面，它
也可能有它的作用。这似乎让你陷入了困境，也许我们一直忽视了那
个**珍视**你担忧情绪的一面。这样的描述符合你的感受吗？

## 对练习 10 中阶难度当事人陈述的回应示例

### 对中阶当事人陈述 1 的回应示例

我完全理解这一点。事实上，也许是我在推进 CBT 计划时太着急了。所以，让我们暂停一下或完全停下来。我想知道你是否能帮助我了解你更看好的方向，无论是我们之前讨论过的内容，还是一个全新的关注点？

### 对中阶当事人陈述 2 的回应示例

内心装着这样的矛盾，一定很痛苦吧。我觉得我之前没有充分认识到这一点的两面性。为了让我们在这里所做的任何事情都能对你有所帮助，我们需要尊重你内心的**所有**感受。如果你愿意的话，也许我们可以抛开任何既定的计划或方向，只是讨论一下你的经历。你的感受对我来说非常重要。

### 对中阶当事人陈述 3 的回应示例

看起来我的话让你不高兴了，我完全理解。我在这里用了一个我认为与你相关的 CBT 术语，看来是我错了。我真的不该做这样的假设，以后我会更加注意确认。事实上，我想知道关注你的认知是否对你有用？

### 对中阶当事人陈述 4 的回应示例

如果我没听错的话，练习放松对你来说似乎是一件令人沮丧的事情。我说得对吗？对我来说，最重要的是你重视我们在治疗过程中所做的各种尝试。所以，也许我们可以讨论一下，这项任务现在对你来说是否还有价值。

### 对中阶当事人陈述 5 的回应示例

我也很高兴我问了这个问题。我只是感觉我们的步调不太一致，很高兴现在我明白了原因。我们完全可以平衡好结构化和非结构化的活动，因为我也不想陷入"授课"的模式。那么，此时此刻，你想怎么做？我想和你一起关注对你来说最有用的地方，如果我没有做到这一点，请随时告诉我，以免我忽略了。

## 对练习 10 高阶难度当事人陈述的回应示例

### 对高阶当事人陈述 1 的回应示例

我能理解你的感受。如果让你觉得我在对你说教，你一定很烦，我也能看出来我们做的一些事情可能会给你这样的感觉。我向你道歉，我希望我们能一起思考下一步该怎么做，以一种你觉得有用而且不是居高临下的方式来满足你的需求。我真的很希望能做到这一点。

### 对高阶当事人陈述 2 的回应示例

你能指出这种非常重要的感觉，我真的很欣赏你的勇气。我想，当你觉得我在某些工作细节上忽略了你时，你一定很痛苦。重要的是，我真的很想改变这种状况。

### 对高阶当事人陈述 3 的回应示例

我很高兴你能告诉我你的感受。听起来我好像我有理解到你的处境，而且我提出的一些建议似乎也不符合你生活中的实际需求。我完全可以理解这会让你感觉非常沮丧。我真的很想了解你的想法。我认为这样做能帮助我们一起想出一些对你个人更有帮助的方法。你觉得怎么样？

### 对高阶当事人陈述 4 的回应示例

从你的声音我听得出来，你觉得这可能是你能感觉到的最好的状态了，这让你感到很痛苦。而且，听起来你之所以有这种感觉，一个主要原因就是，我给你安排的练习可能会让事情变得更糟，而不是更好。所以，我想说，不同的策略适用于不同的人，我们可以尝试各种策略来帮助你达到你想要的状态。我们可以讨论一下，对你来说理想的状态是什么样的？

### 对高阶当事人陈述 5 的回应示例

好吧，让我们暂停一下原定的计划。这是**你的**治疗，你最清楚什么对你来说是有意义的，什么没有意义。考虑到这一点，我们为什么不暂停一下我们正在做的事情呢？也许你可以告诉我你的感受……关于治疗，关于我。

# 第 13 章

# 练习 11：带注解的 CBT 练习会谈逐字稿

现在，是时候把你所学到的所有技术综合运用起来了！这个练习提供了与同一位当事人进行的两次典型的治疗会谈转录文本逐字稿。第一篇逐字稿反映了典型的 CBT 早期会谈。第二篇逐字稿反映了典型的中期会谈。每句治疗师陈述都带有注释，标明其使用了练习 1~10 中的哪个 CBT 技术。这两篇逐字稿展现了治疗师如何结合不同的 CBT 技术来回应当事人。受训者也可以选择使用本练习的部分或全部内容来进行练习。对此，附录 B 提供了一份治疗师刻意练习日志表，也可以从本套丛书的配套网站上下载。

## 练习指导

和之前的练习一样，一名受训者扮演当事人，另一名扮演治疗师。扮演当事人的受训者应该尽可能使用真实的且富有情感的语气，就好像他们是真正的当事人一样。在第一遍练习时，双方可以拿着稿子逐字朗读。完整地过一遍后，再试第二次。这一次，当事人按稿子朗读，治疗师则可以在自己舒适的情况下即兴回应。这时，你可能需要一位督导师跟你一起反思你的回应，并再试一遍。在正式开始练习之前，建议治疗师和当事人都各自通读一遍逐字稿。提供这样一段治疗片段的目的是，让受训者有机会在连续的治疗场景中，就像在真实的治疗中一样，体验用 CBT 技术回应当事人是什么感觉。

---

## 治疗师须知

首先，记得要留意你的声音品质、语气和非言语行为。其次，正如本书通篇所指出的，在 CBT 的不同治疗阶段，某些技术可能更有针对性。在第一篇带注解的逐字稿中，我们重点介绍了一个早期治疗会谈例子，并特别突出了初阶（练习 1~4）和中阶（练习 5~7）技术。在第二篇带注解的逐字稿中，我们重点介绍了一个中期治疗会谈例子，更明确地将中阶和高阶技术（练习 8~10）结合起来。有趣的是，在所涵盖的技术中，高阶技术（保持灵活性、应对治疗联盟的破裂、应对当事人的阻抗）可能会在 CBT 课程或特定会谈的任何阶段都会出现。此外，协商会谈议程以及安排和回顾会谈间的活动，对于大多数 CBT 会谈都很重要。不过，在这两份转录稿中，治疗师在考虑替代回应时，不应该受限于这些内容。

---

## 带注解的 CBT 逐字稿 1

**治疗师 1**：你好，又见面了。很高兴见到你。我们在上次会面中讨论了你来这里的原因、你的担忧和你的一些既往史。根据我们的讨论，听起来你最担心的是惊恐发作，而且最近你的情绪也很低落，开始觉得有点绝望。我对我们讨论的内容，总结得准确吗？

**当事人 1**：是的。我现在最大的担忧是恐慌，但我也能明显看出这与我的情绪有关。

**治疗师 2**：对，这个联系很有洞察力。因此，基于这一点，我们今天的初步议程是介绍并讨论这些担忧的解决方案，包括开始设定一些短期和长期目标。如果时间允许，我还想介绍一项监测策略。不过，如果你今天还想优先讨论其他事项，我想确保我们能为此预留好时间。（技术 3：协商会谈议程）

**当事人 2**：我不知道还有什么要补充的。你的计划听起来不错，我很乐意听从你的建议。

**治疗师 3**：好的。我们可以按照这个计划进行，有需要时再进行调整。我每次都希望不要单方面决定我们如何使用会谈时间。我会对我们每周的议程有一些想法，但我们最好能一起讨论和计划。我明白，心理治疗可能有点神秘，所以如果没有更多的指导，现在可能不太清楚该优先考虑什么。你觉得这样可以吗？（技术 3：协商会谈议程；技术 8：保持灵活性）

**当事人 3**：当然。那应该怎么做呢？

**治疗师 4**：很好的问题。在 CBT 中，我们会关注你的认知，也就是你的想法和行为，看看我是否可以教你一些管理它们的技巧，从而帮助你解决恐慌、焦虑和情绪低落的问题。这回答了你的问题了吗？（技术 1：解释 CBT 的治疗原理）

**当事人 4**：是的，我听人们谈论过 CBT，都说它很好。

**治疗师 5**：是的，CBT 通常对受焦虑和抑郁困扰的人很有帮助。

这是一种经过充分研究的方法，其有效性得到了大量支持，尤其是对惊恐障碍的效果。当然，每个人都是独特的，体验事情的方式也不同。因此，我们会根据你的需求和偏好调整我们的工作，并确保我们会优先关注哪些方法对你有效，哪些无效。（技术 1：解释 CBT 的治疗原理；技术 2：设定目标）

**当事人 5**：这需要多长时间才能见效？

**治疗师 6**：又是一个好问题。简而言之，这要看情况。我今天想和你讨论的部分内容是，更具体地定义一下，如果这有效或者无效，它会是什么样子，或者感觉如何。我不想妄自揣测你的意思，但我想让惊恐发作次数减少，就是一个很直接的标志。（技术 1：解释 CBT 的治疗原理；技术 2：设定目标）

**当事人 6**：是的！

**治疗师 7**：我知道，听到治疗次数"视情况而定"可能会让你感到沮丧。CBT 通常是个短期模式，已经被证明有着良好的治疗效果。用 CBT 的方法治疗惊恐发作通常需要 10~12 次会谈。然而，每个人的情况不同，我们会通过各种方式评估进展，并根据需要进行调整。我预计，在惊恐和焦虑方面取得进展的同时，你的情绪也会开始得到改善，但我们可能还需要整合其他更直接地针对你的情绪问题的策略。这个暂定的治疗时间框架表是否符合你的预期？（技术 1：解释 CBT 的治疗原理）

**当事人 7**：老实说，我不知道该期待什么。听到我不会永远都需要接受治疗，我想我松了一口气。

**治疗师 8**：［笑］是的，你不会永远都需要接受心理治疗。事实上，CBT 的一个隐含目标就是教会当事人如何成为自己的治疗师；

人们可以学习不同的方法来理解和应对自己的经历，并且可以将这些方法运用到治疗之外。当然，正如我们已经提到的，这会是什么样子，以及需要多长时间，都取决于你的目标和偏好。（技术 1：解释 CBT 的治疗原理；技术 2：设定目标）

**当事人 8：**我只是不想再感到焦虑了。我受够了。

**治疗师 9：**我知道这很累人，没有人会责怪你想要结束这种状态。在你的这种情况下，我们希望将焦虑降低到更易于管理的水平，这包括大幅减少，甚至完全消除你的惊恐发作。更准确的说法是，你的目标是**减少**焦虑，还是想完全**消除**它，**永远**不再感到焦虑？（技术 2：设定目标）

**当事人 9：**嗯……永远不再感到焦虑听起来很吸引我，但我也知道这可能不太现实。

**治疗师 10：**嗯，你说得对，这可能不太现实。如果我说，焦虑本身并不是坏事，事实上，它还能起到很好的帮助和适应作用呢！（技术 1：解释 CBT 的治疗原理；技术 7：与情绪工作）

**当事人 10：**我想我知道你在说什么。焦虑可以帮助我们集中注意力，为事情做好准备。

**治疗师 11：**完全正确！需要明确的是，我并不是在轻视焦虑所带来的痛苦。我们确实想把焦虑的频率和强度降低到更容易控制和更适应的水平。你想把它作为你的目标之一吗？（技术 1：解释 CBT 的治疗原理；技术 2：设定目标）

**当事人 11：**当然。

**治疗师 12：**好的，与此相关，我假设我们的目标是减少惊恐发

作及与恐慌相关的症状，对吗？（技术2：设定目标）

**当事人12：** 是的。我想我很难想象到会有什么变化，因为这个问题我已经处理这么久了。我很绝望。

**治疗师13：** 我能理解你很难想象事情会有所不同，而且，在这一点上，你可能有一部分被未来的工作压得喘不过气来，但也有另一部分把你带到了这里。这种情况不容小觑，它让我对你充满希望。正如我们已经提到的，也许这种绝望感本身就是一个值得努力解决的问题——在这里，我们可以把减少或克服绝望感作为一个目标。对此你有什么想法吗？（技术2：设定目标）

**当事人13：** 我同意。我并不是没有希望。这让我感到更加乐观，认为事情是可以改变的。

**治疗师14：** 这真的很重要，我们可以用这种乐观的态度来工作。我想花点时间来总结一下到目前为止我们所讨论的内容，以及我们的目标包括将焦虑降至更容易控制的程度、减少惊恐发作的频率，以及增加希望感。这些既可以被看作长期目标，即我们希望在治疗结束时看到的，也可以被看作中期目标。我在想，我们是否可以把这些目标变得更加具体。对于这些事情，如果我们进展顺利，你会有什么不同的行为？（技术2：设定目标）

**当事人14：** 嗯，嗯，就是这样。我觉得我的生活现在暂停了，我什么都没做。就好像我周围的世界在缩小。我想，如果我不用担心惊恐发作或焦虑，我会多出去走走，做更多的事情，比如和朋友喝咖啡、锻炼、看电影。

**治疗师15：** 嗯。首先，我想强调一下你刚才说的"如果我不用担心惊恐发作"。对潜在惊恐发作和焦虑的担心，正在干扰你。就拿看电影来说吧，你在家的时候，是不是会担心惊恐发作，这会导致你避免去看电影？（技术 5：与认知工作；技术 6：与行为工作）

**当事人 15**：确实如此。上个周末就发生了这样的事情。当时一位朋友给我发了一条短信。我变得非常焦虑，以至于在家里就开始恐慌，这太糟糕了。如果我只是想到电影就让我如此恐慌，那么我去看电影的时候肯定会惊恐发作，所以我就没有去。我的意思是，这显然是个问题，然后我就会感到更加沮丧和挫败。

**治疗师 16**：我明白了。你给我描绘了一幅非常清晰的画面。你能认识到这对我们的情绪所产生的后续影响，这非常有洞察力。我想了解在这种情况下会发生什么。你朋友的短信来了，然后……（技术 6：与行为工作；技术 7：与情绪工作）

**当事人 16**：我看到了短信。在那一瞬间，我对邀请感到兴奋。然后我几乎马上就想"哦，我不能去"。

**治疗师 17**：你对自己说"我不能去"。还有其他想法吗？（技术 5：与认知工作）

**当事人 17**：嗯，我会惊恐发作。即使我能进入影院，我也撑不下去，不得不离开。

**治疗师 18**：这种情况以前发生过吗？（技术 5：与认知工作）

**当事人 18**：是的，确实发生过一次，一次就够了。

**治疗师 19**：好的。所以，你有这些想法。身体症状呢？你的身体有什么变化吗？（技术 5：与认知工作；技术 7：与情绪工作）

**当事人 19**：是的，几乎同时，我的心跳开始加速，我感到非常热，开始出汗，感到呼吸急促。我不会说这是完全的惊恐发作，但它确实会不断恶化，直到我回完短信，用一些蹩脚的借口拒绝。

**治疗师 20：**好的，所以你注意到了特定的想法和身体感觉。虽然你还不完全清楚哪个先出现，但听起来它们会相互影响，强度也会逐渐增强，直到你做点什么，比如拒绝或取消。（技术 5：与认知工作；技术 6：与行为工作；技术 7：与情绪工作）

**当事人 20：**就是这样。其他情况也差不多就是这样。

**治疗师 21：**然后你就发短信拒绝了，结果呢？（技术 6：与行为工作）

**当事人 21：**立即缓解。症状开始消失，尽管不是完全消失。但后来我就感觉很糟糕，比如，"我真是个失败者……"

**治疗师 22：**所以拒绝邀请或回避看电影，会立即降低焦虑的强度。但另一种想法和感受很快就出现了——告诉自己"我是个失败者"，感觉更多的是悲伤而不是焦虑？（技术 5：与认知工作；技术 6：与行为工作；技术 7：与情绪工作）

**当事人 22：**是的，在那一刻，感觉更像是悲伤或沮丧。又回到了那种绝望的感觉。

**治疗师 23：**明白了。好了，你已经能像 CBT 治疗师一样思考了。让我们对你刚才描述的内容建立一个框架。有一个事件，我们通常称之为"诱因"，然后你会有一个反应，这个反应由特定类型的思维、身体感觉和行为之间的相互作用组成。此时此刻，这些成分的混合体验被广泛地认为是"糟糕的"或"焦虑的"。这种思维和感受令人厌恶，这是可以理解的，而且是基于习得的经验；要想停止或消除这种负面状态，最有效的方法就是回避——在这种情况下，就是拒绝看电影的邀请。这样做的后果是产生一系列新的思维、身体感受和行为。也许最重要的是，回避会带来一种主观上的解脱感。我的理解对吗？（技术 1：解释 CBT 的治疗原理；技术 5：与认知工作；技术 6：与行为工作；技术 7：与情绪工作）

**当事人 23**：嗯嗯。

**治疗师 24**：好的，我要把这些部分标在这张表格上［与当事人一起浏览表格］。这种解脱感就是我们所说的**负强化**的一部分。这和你头痛时服用阿司匹林或布洛芬是同样的原理。你知道，你一吃药头痛就会消失。即使你没有完全意识到，但你知道当你拒绝邀请、避免看电影、避免喝咖啡约会时，你会减少焦虑，减少对潜在惊恐发作的担忧。这似乎是一个相当合乎逻辑且有效的方法，既能让自己感觉好一些，又能避免预期的危险。从根本上说，这种学习过程是适应性的。不过，这也是有代价的，对吗？（技术 6：与行为工作）

**当事人 24**：我不想永远待在我的公寓里不出去！那样的生活算什么？到头来我只会变得更加沮丧。

**治疗师 25**：对，你的沮丧很明显。好消息是，我相信这种方法会帮助到你。回到目标上，把诸如接受更多像邀请走出家门这样的活动，或者避免焦虑驱使的回避冲动，作为取得进步的合理标志，这样是否合理？（技术 2：设定目标）

**当事人 25**：当然。那太好了。

**治疗师 26**：很好。那么我有个建议，从今天到我们下次会谈期间，你可以做几件事。我们能不能在今天结束之前讨论一下？（技术 4：安排和回顾会谈间的活动）

**当事人 26**：当然可以。

**治疗师 27**：首先，我建议你看一下这份文件，它进一步解释了"恐慌循环"，也就是你今天在例子中清楚描述的经历。[把文件递给当事人] 其次，我给你两份空白表格，和我们今天在这里完成的表格一样。我们在表格中分解、标注并记录了对电影邀请的恐慌反应的不同部分 [把表格递给当事人]。我建议你回想一下你经历过的第一次或最强烈的一次惊恐发作，然后把这些成分和体验分解出来，写在第一张表格上。如果你在下周碰巧经历了一次惊恐发作，那么就以同样的方式将其分解并记录在另一张表上——诱因或情境、思维、身体感觉和行为，以及事后你立即注意到的内容。这听起来怎么样？（技术4：安排和回顾会谈间的活动）

**当事人 27**：我想这听起来可行，但这对我到底有什么帮助呢？

**治疗师 28**：我明白，填写这些表格的用处可能并不明确。简而言之，回想一下，我们一开始承认感觉"糟糕""焦虑""恐慌"，这是更常见的**主观体验**。我们想从引入一种不同的方式来注意和反思你的体验开始，将这些成分以及它们之间的关系分离出来，这能够帮助我们更好地理解你的模式；反过来，这也将帮助我们制订治疗计划。这些表格既可以提供一个结构或提示，还可以记录一周内发生的事情，这对下一次会谈很有帮助。这样说清楚吗？（技术10：应对当事人的阻抗）

**当事人 28**：是的，有道理。基本上是一种独立练习的方式，练习我们今天一起做的事情？

**治疗师 29**：你又一次比我说得更好、更简洁。

**当事人 29**：[笑]

**治疗师 30**：在接下来的一周里，你预计有什么事情会让你难以完成这些步骤吗？同样重要的是要记住，我们才刚刚开始，我们并不期望你马上就能成为专家，也不会给你打分。（技术 4：安排和回顾会谈间的活动）

　　**当事人 30**：我一定会试试的。我想知道，如果从今天到下一次会谈期间，我没有出现惊恐发作，我该怎么办？

　　**治疗师 31**：嗯，首先，没有惊恐发作是好事。其次，你可以用一张表格记录你能回忆起的第一次惊恐发作，用另一张表格记录你记忆中印象深刻的一次惊恐发作。或者——我不想给你太多选择，你可以在感觉更沮丧的时候记录你的体验。这些选择怎么样？（技术 4：安排和回顾会谈间的活动）

　　**当事人 31**：是的，这很有道理。

　　**治疗师 32**：好，太好了。看来你已经领先一步了。把事情分解开来，看看我们体验的不同部分是如何联系在一起的，这能帮助我们了解问题所在，以及该如何解决。一旦我们掌握了监测的基本方法，我们就可以在此基础上使用其他策略。你会发现思维、情绪和行为是如何联系在一起的。你还会发现，为什么我们在这里所做的事情，往往会归结为更直接地与思维、情绪和行为工作的策略。（技术 1：解释 CBT 的治疗原理）

## 带注解的 CBT 逐字稿 2

　　**治疗师 1**：这是我对我们今天会谈议程的设想，和往常一样，请告诉我你的偏好，以及你想要添加或优先考虑的内容。我们可以从讨论你的自我监测体验开始。根据讨论的结果，我希望今天能更明确地关注与惊恐发作相关的身体感觉。这包括做一些练习，然后根据我们从练习中学到的东西，我们还可以为下周制订一个计划。听起来怎么样？（技术 3：协商会谈议程；技术 4：安排和回顾会谈间的活动）

**当事人 1：**听起来不错。我忘了带监测表格了，但我想我已经掌握了窍门。老实说［紧张的笑声］……我已经开始对你说的练习感到焦虑了。

**治疗师 2：**哦，好吧。我们为什么不暂时把注意力集中在这上面呢？你现在注意到自己的身体有什么变化？（技术 7：与情绪工作；技术 8：保持灵活性；技术 10：应对当事人的阻抗）

**当事人 2：**我的心开始狂跳。

**治疗师 3：**还有别的吗？（技术 7：与情绪工作）

**当事人 3：**胃里有一种感觉，越来越热。

**治疗师 4：**好的。我知道这并不容易，但现在请试着静下心来感受这些感觉。你注意到了什么想法？（技术 5：与认知工作；技术 7：与情绪工作）

**当事人 4：**嗯。我无法承受这一切，我要惊恐发作了，我要在这间办公室里晕倒了……

**治疗师 5：**好的。你显然已经掌握了自我监测的窍门，干得不错。注意到有什么行为或冲动吗？（技术 6：与行为工作；技术 7：与情绪工作）

**当事人 5：**我猜是烦躁不安；我现在真的不想待在这里。我不知道这算不算，但我也在努力让自己冷静下来。也许这是一种想法——"我得把这件事做好"。

**治疗师 6：**是的，我会把后者称为想法。所以你的大脑在努力控制什么？你的症状吗？（技术 5：与认知工作；技术 7：与情绪工作）

**当事人 6：**嗯，是的。控制恐慌症状——控制住它们，我就不会完全陷入恐慌了。

**治疗师 7：**我明白了。这不是白费力气，并且你在继续努力进行治疗方面做得很好——你没有跑出房间，我们还在进行连贯的对话。（技术 5：与认知工作；技术 6：与行为工作；技术 7：与情绪工作）

**当事人 7：**我想这是对的。这需要很大的努力……

**治疗师 8：**我对此表示理解。我们已经详细讨论过这个问题，但现在发生的事情，是不是相当典型呢？（技术 5：与认知工作；技术 6：与行为工作；技术 7：与情绪工作；技术 10：应对当事人的阻抗）

**当事人 8：**当然。不过，在其他情况下，这很可能会升级为全面的惊恐发作。

**治疗师 9：**你能更详细地谈谈这一点吗？谈谈情境的重要性？（技术 6：与行为工作；技术 7：与情绪工作；）

**当事人 9：**我想，在会谈中，在这间办公室里，让我感觉到这种感受要比在外面的时候好处理一些。

**治疗师 10：**这是有道理的，也是我们在这里工作时必须牢记的。我们希望这能推广到你的日常生活中。如果你对监测没有具体问题或顾虑，我认为我们实际上可以把大部分工作融入到剩下的会谈中。这样可以吗？（技术 4：安排和回顾会谈间的活动；技术 8：保持灵活性）

**当事人 10：**当然可以。

**治疗师 11：**好的。你今天已经提供了很多有用的信息，这是一个很好的切入点。你还记得我们讨论过的恐慌循环，以及恐慌实际上是对身体感觉的习得性恐惧吗？（技术 6：与行为工作；技术 7：与情绪工作）

**当事人 11：**记得。

**治疗师 12：**太好了。根据你所认可的恐慌症状和你今天到目前为止所描述的情况，我们已经对这种恐惧的性质有了一定的了解。这一点很重要，因为每个人对恐慌症状的体验都有些不同。我可能是错的，但我有一种直觉，你对今天议程中提到的"练习"的反应，可能与我们计划重点关注暴露练习有关。（技术 1：解释认知行为疗法 CBT 的治疗原理；技术 2：设定目标；技术 10：应对当事人的阻抗）

**当事人 12：**也许吧。你说到这里，事情已经变得越来越紧张了。

**治疗师 13：**事情？是指你之前提到的感觉吗？（技术 7：与情绪工作）

**当事人 13：**没错。

**治疗师 14：**好的。那么，今天的想法就是直接与这些感觉工作。回顾一下，暴露练习有不同的类型。例如，你提到过，你尽量避免去拥挤的电影院，因为你可能会出现恐慌症状，而我们已经讨论过面对这种情况的重要性，而不是逃避它。在惊恐发作时，心跳加速的感觉与在电影院的感觉类似。我们同样希望你面对这种身体感觉，而不是回避或拼命去控制它。当暴露聚焦在心跳加速、恶心、头晕等内部身体感觉时，这就是所谓的**内感性暴露**。（技术 1：解释 CBT 的治疗原理；技术 2：设定目标；技术 6：与行为工作；技术 7：与情绪工作）

**当事人 14：**我读到过这方面的内容，但我不喜欢……

**治疗师 15**：这很重要。你能和我说说你为什么不喜欢这种方式吗？（技术 9：应对治疗同盟的破裂；技术 10：应对当事人的阻抗）

**当事人 15**：我的意思是……一想到这件事就让我更加焦虑和恐慌。我不确定自己能否做到，至少现在不行。我知道这不合逻辑，但是……我可能会失控。

**治疗师 16**：失控，意思是感到失控吗？还是指晕倒？（技术 7：与情绪工作）

**当事人 16**：是的，这些都有。

**治疗师 17**：如果我们暂停一下，我认为意识到眼前正在展开的过程很重要。对未来症状的担忧会引发一系列特定的症状；而在意识到这一点时，这些症状反过来又证明有危险的事情正在发生或即将发生。你说这不符合逻辑。在某种程度上，这可能是对的。不过，考虑到强烈的情绪会激发某些思维和行为，这也是完全可以理解的。（技术 5：与认知工作；技术 7：与情绪工作；技术 9：应对治疗同盟的破裂）

**当事人 17**：我知道……［听起来有些疏远、不耐烦］

**治疗师 18**：嗯，是的，我知道你很清楚这一点。我想说明的是，在指出这一点时，我并不是想居高临下地对待你。我的目的也不是要轻视你的痛苦，或者假设仅仅意识到这些模式就能直接带来改变。我对于什么最有帮助有一些想法，但我也想关注你的需求，并保持这项工作的合作性。你觉得呢？（技术 9：应对治疗同盟的破裂）

**当事人 18**：我明白了。我很感激。实际上，我确实希望你稍微推我一下——我来这里就是为了这个。我也意识到，这对我来说是一种常见的反应。当别人鼓励我"向前走"时，我会感到恼火。他们只是想帮忙，但是……我也不知道。

**治疗师 19**：我不想替你说……他们只是想帮忙，但是他们并不……真正懂你，对吗？（技术 9：应对治疗同盟的破裂）

**当事人 19**：是的。他们不知道这种感觉有多糟糕。［安静，没有眼神交流］

**治疗师 20**：现在发生了什么？情绪似乎发生了转变。（技术 7：与情绪工作；技术 9：应对治疗同盟的破裂）

**当事人 20**：［泪流满面］我不确定。我突然感到好难过，很奇怪。也许……又感到绝望了。

**治疗师 21**：我在想，是不是因为别人不理解你的经历……也许这种断联的感觉引发了这些感受？（技术 7：与情绪工作；技术 9：应对治疗同盟的破裂）

**当事人 21**：我想你说得对。而且也是我自己在无理取闹。

**治疗师 22**：我明白了。所以可能也有一种自责，一种内疚感，对吗？（技术 5：与认知工作；技术 7：与情绪工作）

**当事人 22**：是的，内疚感。它又来了。

**治疗师 23**：好的。现在，让我们在**这里**停留片刻。你注意到自己的身体有什么变化吗？（技术 7：与情绪工作；技术 8：保持灵活性）

**当事人 23**：我的身体？我觉得有点沉重、疲倦，胸口发紧，胃很不舒服。我想蜷缩成一团。

**治疗师 24**：我看到了。肩膀耷拉着……我能看到那种沉重的感觉……请注意，身体感觉不仅与焦虑或恐慌有关，这些体验对我们的治疗工作也很重要。让我们以沉重感为例，在 0~10 的范围内，10 代表最强烈，你给沉重感的强烈程度打几分？（技术 7：与情绪工作；技术 8：保持灵活性）

**当事人 24**：嗯，可能是 6 分吧。我想说的是，当它真的很糟糕时，通常更像是 7 分或 8 分。

**治疗师 25**：好的。你给这种沉重感的痛苦程度打几分？分值范围也是 0 到 10 分。（技术 7：与情绪工作）

**当事人 25**：痛苦……你是说像烦恼那样吗？

**治疗师 26**：差不多吧。主观感觉到的痛苦、烦恼。（技术 7：与情绪工作）

**当事人 26**：大概是 7 分。

**治疗师 27**：好的，这种沉重感让你非常烦恼或痛苦。现在，以同样的 0~10 分来衡量，这种沉重感与你在其他时候感到悲伤或内疚的相似度是多少？（技术 7：与情绪工作）

**当事人 27**：哦，简单，那绝对是 10 分。当我感到沮丧时，我觉得整个人都被压垮了……不知道还能怎么形容。

**治疗师 28**：这真的很有帮助，谢谢。我们可能更容易看出身体感觉与恐慌之间的联系，但原理是一样的。感觉沉重和被压垮与悲伤、内疚或一般的沮丧情绪有关，它也会自然而然地导致一系列特定行为或行动倾向——蜷缩起来、退缩、撤退。（技术 6：与行为工作；技术 7：与情绪工作）

**当事人 28**：是啊，我觉得我现在的生活就是在恐慌和抑郁之间来回摆动。

**治疗师 29**：嗯。我知道你想优先解决惊恐发作的问题，我们会继续这么做的。但是，正如我们所说，我们可以一举两得。事实上，我们刚刚对你的悲伤和内疚感所做的工作，也就是强度、痛苦程度和相似程度的评分，与我今天计划的练习非常像。（技术 2：设定目标；技术 8：保持灵活性）

**当事人 29**：真的吗？

**治疗师 30**：是的。唯一的区别是，我本来打算让我们专注于焦虑和恐慌，并且脑海中有一个稍微更有结构性的方法。（技术 8：保持灵活性）

**当事人 30**：我明白了。很抱歉让我们跑题了。

**治疗师 31**：这到底是谁的治疗？［微微一笑］看起来你还在自责中？（技术 9：应对治疗同盟的破裂）

**当事人 31**：啊！是的，看来是真的。

**治疗师 32**：好吧。从我的角度来看，这里没有什么可抱歉的。事实上，我们最终涉及了一些非常重要的方面，所以，我认为我们正在努力更好地理解这种悲伤和内疚的体验，因为它与你的惊恐发作有关。还有一点很重要，我们要提醒自己，这不是一个线性的过程……说到这里，你能猜到我们接下来要讨论什么吗？（技术 8：保持灵活性；技术 9：应对治疗同盟的破裂）

**当事人 32**：嗯。看看我的恐慌症状，然后按照那些步骤评分？

**治疗师 33**：正是如此。就像会谈刚开始我提出那些练习时那样，你注意到了自己的反应。除了像这样自然地引出它们之外，我们还有

一些更结构化的评估步骤，从而确定哪些内容对你来说最相关、最有帮助。（技术 3：协商会谈议程）

**当事人 33**：更结构化的评估涉及哪些内容？

**治疗师 34**：好问题。一个例子就是练习过度换气——故意引发与它相关的身体症状，并进行类似的评估。（技术 3：协商会谈议程；技术 7：与情绪工作）

**当事人 34**：故意过度换气？！

**治疗师 35**：我知道这听起来很奇怪。就像感觉到被压抑一样，诱发惊恐症状可以让我们更直接地评估它们的性质，以及与典型体验的相似性。某些症状对你来说可能或多或少更相关，我们要对这些症状进行诊断。然后，回想一下，我们可以像去看电影一样去想象心跳加速。有针对性的内感性暴露可以帮助你消除感知到心率变化时所体验到的痛苦。经过一段时间的努力，这些症状的强度最终可能会处于一个相似的范围内，因为这些症状是我们自然的、生理反应的一部分；但是，我们想帮助你少陷入其中，打断这个循环，并帮助你顺利去看电影。你觉得怎么样？（技术 1：解释 CBT 的治疗原理；技术 7：与情绪工作；技术 10：应对当事人的阻抗）

**当事人 35**：是的，有道理。

**治疗师 36**：在我们剩下的时间里，你愿意尝试一下吗？（技术 8：保持灵活性）

**当事人 36**：好，但也不（轻笑）。我的意思是我愿意，但我很紧张。

**治疗师 37**：我完全能理解，我们会一步一步来。所以，当我说

"过度换气"时，我就是这个意思［通过快速用力地吸气和呼气来演示过度换气］。当我说"开始"时，我们就一起过度换气，直到我说"停"。在我说停之前，一定要坚持下去，这可能会让你不舒服。如果你觉得不得不停下，我还是想请你尽快重新开始并继续，直到我喊停。请尽量坚持下去。准备好了吗？（技术7：与情绪工作；技术10：应对当事人的阻抗）

**当事人37：**我已经尽我所能了。

**治疗师38：**好的。开始［双方都开始过度换气；当看到当事人出现挣扎或放慢速度时，治疗师会做手势让当事人继续并坚持下去］。（技术7：与情绪工作；技术8：保持灵活性）

**当事人38：**［大约30秒后］我不行了。［试图喘气］我做不到了。我要晕过去了。

**治疗师39：**我知道这很难。试着再坚持几秒钟，我和你一起努力［继续30秒；当事人会重新尝试，但似乎有些退缩］。好的，现在让我们正常呼吸，睁大眼睛，直视前方。你注意到了什么？（技术6：与行为工作；技术7：与情绪工作；技术8：保持灵活性；技术10：应对当事人的阻抗）

**当事人39：**心跳加速，呼吸困难，喉咙开始疼痛，头晕。

**治疗师40：**好的。0到10分，强度是多少？（技术7：与情绪工作）

**当事人40：**10分！

**治疗师41：**0到10分，有多痛苦？（技术7：与情绪工作）

**当事人41：**好吧，我停了下来，所以可能是9分或10分。

**治疗师 42**：与典型的惊恐发作像吗？（技术 7：与情绪工作）

**当事人 42**：非常像，尽管并不完全相同。我想说，心跳加速、呼吸急促和头晕肯定是很像的，其他感觉可能不那么像。

**治疗师 43**：太好了，你做得非常好。你知道你多坚持了整整 30 秒吗？（技术 7：与情绪工作）

**当事人 43**：哇，不可能！

**治疗师 44**：是呢。顺便说一句，我自己也觉得很紧张，我也会心跳加速。我还注意到自己感到过热和刺痛，然后突然变得又冷又湿。冷空气还会让我的喉咙不舒服。我已经做过几百次了，但这些症状对我来说并没有改变。（技术 7：与情绪工作；技术 10：应对当事人的阻抗）

**当事人 44**：没错，但你似乎并没有被它们困扰。

**治疗师 45**：我认为这就是重要区别。别误会，我并不是特别喜欢它，但我已经了解到这是预料之中的反应，它会很快消散，而且还没有导致任何灾难性的后果。（技术 5：与认知工作；技术 7：与情绪工作）

**当事人 45**：有道理。我注意到事情已经趋于正常了。

**治疗师 46**：是的。注意到时间，让我们想想从今天到下一次会谈之间该做些什么。你现在已经是故意过度换气的专家了。看起来由此引发的症状与典型的惊恐发作非常像，这意味着我们想继续关注这一点。我希望你在接下来的一周里，每天抽出一些时间，过度换气 1 分钟，并在这张表格上记录下你的体验［分享表格］。我希望你在同一次尝试中至少连续重复 5 次，从头到尾大概 15 分钟。你觉得怎

样？可行吗？（技术 4：安排和回顾会谈间活动）

**当事人 46：** 就时间投入而言，这绝对是可行的，但我不确定自己能否坚持到最后一分钟。

**治疗师 47：** 这一点很重要。首先，以 1 分钟为目标很重要，就像今天一样，如果你在任何时候停下来，都要尽快重新开始。注意在每次尝试之前、期间和之后出现的想法也很有用。最重要的一点是，当你的大脑告诉你"停"时，你要继续超越那条红线。这句"停"可能会在 15 秒、30 秒或 45 秒后出现，但你要继续坚持。（技术 4：安排和回顾会谈间活动；技术 5：与认知工作；技术 7：与情绪工作；技术 10：应对当事人的阻抗）

**当事人 47：** 我一定会尽力的。

**治疗师 48：** 还有一点很重要，练习时用闹钟设置一个计时器，闹钟不要那么显眼。人们往往会盯着时间以求安心，这可能会影响进展。这样可行吗？（技术 4：安排和回顾会谈间活动；技术 6：与行为工作；技术 7：与情绪工作）

**当事人 48：** 当然，我可以调好表，把它放在一边。

**治疗师 49：** 你今天做得真的非常好。

**当事人 49：** 谢谢。

# 第 14 章

# 练习 12：模拟 CBT 会谈

与高度结构化的、重复的刻意练习相比，模拟 CBT 会谈是一种非结构化的、即兴的角色扮演。就像爵士乐排练一样，模拟会谈能让你练习恰当的响应性，这既是艺术，也是科学（Hatcher，2015；Stiles & Horvath，2017），将你的心理治疗技术全都结合起来，帮助你的模拟当事人。本练习描绘了一个 CBT 会谈的大致过程。它提供了多个不同的当事人设定，你可以在扮演当事人时选择采用。最后一个建议是扮演你自己，我们发现这是一个非常有帮助的选择。

模拟会谈也提供机会让受训者练习以下事项：

- 响应灵敏地运用心理治疗技术；

- 在治疗中寻找具有挑战性的节点；

- 选择使用哪种干预措施；

- 追踪治疗过程的细节和全景；

- 根据当事人的偏好指导治疗；

- 根据当事人的能力，确定切实可行的治疗目标；

- 当治疗师不确定、迷茫或困惑时，仍然知道如何继续；

- 识别治疗性错误并从中恢复；

- 探索你的个人治疗风格；

- 培养与真实的当事人合作的耐受力。

# 模拟 CBT 会谈概述

在模拟会谈中，**你将用角色扮演的方式完成首次会谈**。与之前各项独立技术的练习一样，还是使用三人角色扮演：一名受训者扮演治疗师，另一名受训者扮演当事人，还有一名训练者（教师或督导师）负责观察并提供反馈。这与多数训练的惯常做法一样，也是一个开放式的角色扮演。然而，这与传统的角色扮演有两个显著的不同。首先，治疗师会用手示意自己感知到的角色扮演的难度；其次，当事人会尝试调整角色扮演的难度，以确保治疗师在适当的难度级别中练习。

## 准备

1. 阅读第 2 章中的说明。

2. 附录 A 中的刻意练习反应评估表和附录 B 中的刻意练习日志表。

3. 指定一名受训者扮演治疗师，另一名扮演当事人。训练者将观察并提供修正性反馈。

4. 每位受训者手边都有一张单独的刻意练习反应评估表，便于快速查阅。

# 模拟 CBT 的过程

1. 受训者将使用角色扮演来模拟首次访谈。扮演当事人的受训者可挑选本练习中的当事人材料进行扮演。

2. 在开始之前，治疗师将手抬起，与椅子座位的高度持平（见图 14–1）。在整个过程中，治疗师将使用这只手来表明对他们来说角色扮演难度的高低。治疗师的手开始时所在的水平位置（椅子座位高度）表明角色扮演难度为简单。治疗师通过抬高手的位置，表示难度正在上升。如果他们的手抬到脖子以上，则表示角色扮演太难了。

3. 治疗师开始角色扮演。治疗师和当事人保持就像在真实治疗场景中一样的心态，进行即兴的角色扮演。在整个过程中，治疗师都把手放在身体一边（刚开始时可能会觉得很奇怪）。

4. 每当治疗师感受到角色扮演的难度发生了显著变化时，就相应地将手放在合适的位置。如果感觉难了，就把手举起来；如果感到简单，就把手放下。如果治疗师把手放到了椅子座位水平的下面，当事人应该让角色扮演变得更具有挑战性；如果治疗师的手高于脖子，当事人应该降低角色扮演的难度。调整角色扮演难度在接下来的"改变挑战的难度级别"中有说明。

5. 角色扮演至少持续 15 分钟。如果治疗师明显偏离轨道，训练者可以在此过程中提供修正性反馈。但是，训练者应该尽量保持克制，反馈尽可能简短明了，让治疗师有更多的机会进行体验式训练。

6. 在一轮角色扮演结束以后，治疗师和当事人交换角色，开始新的一轮。

7. 当两位受训者都扮演过治疗师之后，训练者给出评估，受训者完成自我评估表，然后三个人就本次练习进行讨论。

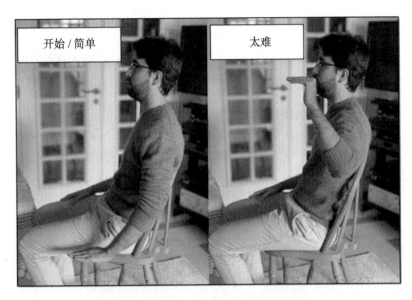

图 14-1　通过手的水平位置持续评估难度

资料来源：Reprinted from Deliberate Practice in Emotion Focused Therapy（p. 156），by R. N. Goldman, A. Vaz, and T. Rousmaniere, 2021, American Psychological Association（https://doi.org/10.1037/0000227-000）. Copyright 2021 by the American Psychological Association.

## 改变挑战的难度级别

如果治疗师示意模拟会谈的难度太简单，当事人可以使用以下方法增加角色扮演的难度（另见附录 A）。

- 当事人可以即兴表演更高情绪唤起水平的或让治疗师感到不舒服的话题，例如表达当下的强烈感受（见图 A–2）。
- 当事人可以使用痛苦的声音（如愤怒、悲伤、讽刺）或不愉快的面部表情。这增加了会谈的情绪性。
- 将对立的情绪（如爱和愤怒）混合起来。
- 变得有对抗性，质疑治疗的目的或质疑治疗师是否胜任。

如果治疗师表示模拟会谈太难，那么，

- 当事人可以根据图 A–2：
  - ◇ 呈现情绪唤起水平更低的话题；
  - ◇ 不带感受地陈述材料；
  - ◇ 陈述有关过去的或未来的材料，或治疗之外的事情。
- 当事人用柔和的声音或面带微笑地提出问题，这可以软化情绪刺激。
- 在角色扮演过程中，治疗师可以稍做休息。
- 训练者可以通过讨论 CBT 理论或心理治疗理论来丰富反馈阶段。

## 模拟会谈中使用的当事人材料

以下是六个当事人材料，供受训者在模拟会谈中使用，按难易程度排序。最后一个是高阶难度材料，让受训者扮演自己。受训者扮演自己可能是非常具有挑战性的，只有在扮演当事人的受训者感到舒服且完成了其他所有当事人材料之后，才需要做这一轮的角色扮演。当事人材料可以由扮演治疗师的受训者、扮演当事人的受训者或训练者来指定。

角色扮演最重要的是让受训者传达出当事人材料中所呈现的情绪基调（如"愤怒""悲伤"）。当事人的人口统计学资料（如年龄、性别）和当事人资料的具体内容并不重要。因此，受训者可以调整当事人材料的人口学信息，尽可能在角色扮演中感到更加舒适和容易。例如，受训者可以将当事人资料从女性更改为男性，或从 45 岁改成 22 岁。

## 初阶难度材料：一位焦虑和抑郁的当事人

莉萨，35 岁，是一名亚裔美国公务员，她的母亲患有早发性痴呆。对此，她感到五味杂陈。例如，她表示自己为母亲的经济和生活状况感到焦虑和担忧，对于需要她提供更多支持和做出更多决策的需求感到愤怒，对母亲的困境和母女关系的发展感到悲伤。同时，莉萨在工作中也面临着越来越大的压力，她加班加点地努力工作，从而避免受到负面评价或犯错误。莉萨希望有人能帮她缓解日益严重的焦虑、担忧和抑郁情绪。

- **症状**：过度且难以控制的担忧、情绪低落和易怒。
- **当事人的治疗目标**：莉萨希望有人帮助她管理与家庭状况有关的情绪，并帮助她掌握应对工作压力的技巧。
- **对治疗的态度**：莉萨在大学时曾有过良好的治疗体验，她对再次接受治疗持乐观态度。
- **优势**：莉萨对 CBT 非常积极，并坦诚地向治疗师倾诉。

## 初阶难度材料：一位焦虑和孤独的当事人

妮科尔，24 岁，是一名非裔美国护理专业的学生。她最近才开始在一个陌生城市学习护理课程。妮科尔对这个项目感到很兴奋，但同时也对繁重的课业和认识这么多新朋友感到害怕。她曾试图与项目中的一些同学安排社交活动，但因为大家都忙于家庭和学业，导致计划都落空了。她来接受治疗是因为感到焦虑和孤独。妮科尔很担心她的新项目，担心自己会意志消沉，也不再尝试结交新朋友。

- **症状**：孤独、焦虑和意志消沉。
- **当事人的治疗目标**：妮科尔希望解决对新课程的过度担忧，包括担心自己是否做出了正确的职业选择。她还希望培养结交更多朋友的动力。
- **对治疗的态度**：妮科尔几年前曾短暂尝试过治疗，但与治疗师的关系并不融洽，几次会谈后就终止了。不过，她表示希望这种疗法（和治疗师）能对她有所帮助。
- **优势**：妮科尔具备心理学头脑，并积极主动地参与治疗任务。

## 中阶难度材料：愤怒且物质滥用的当事人

迈克，40 岁，是一名白人建筑工人，他难以控制自己的愤怒和酗酒行为。他经常大发雷霆，甚至破坏工地上的财物。迈克的父亲经常辱骂和殴打他，并鼓励他做"锤树"之类的事情来发泄愤怒。到目前为止，他的爆发行为尚不涉及攻击他人。迈克目前的酒量"比以前少多了"，每晚下班后只喝"两三瓶啤酒"。他承认自己可能应该尽量少喝酒。在工作主管的建议下，他正在寻求心理治疗，因为主管告诉他，如果再发生类似事件，他很可能会被解雇。除了愤怒之外，迈克很难辨别自己的其他情绪。

- **症状：**愤怒、破坏性行为以及过度饮酒。
- **当事人的治疗目标：**迈克希望学会如何更好地控制自己的愤怒、消除破坏性行为、减少饮酒量，同时制定其他压力管理策略。
- **对治疗的态度：**迈克对治疗有些怀疑，对治疗能否帮助他持怀疑态度。尽管如此，他的工作主管强烈建议他尝试治疗，这是他来寻求帮助的主要原因。
- **优势：**迈克虽然外表粗鲁，但其实很随和，也很坦率。尽管工作主管给他施加了压力，但他也承认自己可能需要做出一些改变。

## 中阶难度材料：一位情绪低落且易怒的老年当事人

帕梅拉，68 岁，是一位白人半退休上班族，情绪低落、易怒。她觉得自己虚度了一生。她从未结过婚，独自住在公寓里。帕梅拉以前热衷于社交活动（如在教堂），也很喜欢自己的工作。但近年来，她开始疏远和回避与他人交往及社交活动。她还对工作感到沮丧，因为自己的观点似乎得不到重视。此外，她本想完全退休，但目前的经济状况不允许，她觉得这对自己这个年龄的人不公平。帕梅拉的情绪一直很低落，并感到绝望。她正在寻求治疗，以解决自己持续的抑郁情绪、易怒和绝望感。

- **症状：**情绪低落、易怒、绝望和孤独。

- **当事人的治疗目标**：帕梅拉希望改善她的情绪，减少社交／人际交往中的回避，并降低自己的易怒程度。
- **对治疗的态度**：帕梅拉普遍的绝望感使她对治疗效果的期望很低。尽管如此，她以前也没有接受过治疗，但她内心部分相信治疗可能会有所帮助。她的态度相当消极，但似乎并非专门针对治疗或治疗师。
- **优势**：她看起来很真诚，而且从根本上来说，她愿意尝试治疗。她对自己问题的本质有一定的洞察力。

## 高阶难度材料：一位遭受创伤且存在人际关系困扰的当事人

伊莎贝尔，42 岁，是一名拉丁裔美国女性，在一家医疗办公室担任接待员。她在四个兄弟姐妹中排行老大。伊莎贝尔和她的兄弟姐妹从小就受到父亲的性虐待和身体虐待，父亲还经常殴打母亲。她的父亲已经去世。伊莎贝尔既对过世的父亲感到非常愤怒，也对母亲没有保护她和兄弟姐妹而感到愤怒。她最小的妹妹最近因为长期无法摆脱被虐待的经历而自杀了。伊莎贝尔还因为自己没有保护好兄弟姐妹免受父亲的伤害而深感内疚。她偶尔会有关于童年创伤的闪回体验。

- **症状**：对父母的愤怒、没有保护好兄弟姐妹的内疚、对妹妹自杀的悲痛，以及创伤后应激反应。
- **当事人的治疗目标**：伊莎贝尔想要消除她对妹妹的内疚感，并在**可能**的情况下着手处理她自己的创伤史。
- **对治疗的态度**：伊莎贝尔在小学时接受过心理治疗，但那次经历很糟糕。当她把父亲虐待她的事情告诉治疗师时，治疗师似乎并不相信她。因此，伊莎贝尔对治疗师非常不信任。此外，她承认自己的创伤史在一定程度上影响了她的生活，但她对进行创伤聚焦的认知行为疗法（TF-CBT）很矛盾。

- **优势**：伊莎贝尔很坚韧，思维敏捷。她与其他家庭成员保持着紧密的联系。

## 高阶难度材料：一位强迫且陷入困境的当事人

保罗，48 岁，白人，目前失业。他已经残疾了大约 10 年。他有各种强迫症和强迫行为，包括害怕污染、过度清洁和洗手。他还有严重的社交焦虑症，回避大多数社交场合，在追求浪漫关系方面也很矛盾。他描述说，一想到要在这一生中做更多事情，就常常感到"动弹不得"。小时候，他曾被母亲的男友性侵过一次，但从未出现过达到临床诊断标准的创伤后应激障碍症状。

- **症状**：强迫症和强迫行为、社交焦虑以及快感缺失。
- **当事人的治疗目标**：保罗希望减少对污染的恐惧，多参加社交活动。
- **对治疗的态度**：保罗已经在同一所大学附属的训练诊所就诊六年了。最近，为他治疗的实习生实习期结束了，他就被转介到你这里。他很少缺席治疗，并表示治疗对他很有帮助。
- **优势**：保罗能够坦诚相待，并且有能力参与治疗。

## 高阶难度材料：扮演你自己

最后一个案例，建议受训的治疗师扮演自己。当你使用自己的真实体验扮演当事人时，你会学到大量关于什么样的干预是有帮助的（或者没有帮助的），同时你也有机会以一种富有成效的方式探索自己的体验。这对受训的治疗师（坐在你对面的受训者）来说也大有裨益，因为他们有机会感受各种回应的效果，并持续评估自己是否达到了目标。这也为治疗师提供了识别和感知真实体验，并以此为基础继续进行回应的机会。请特别注意，扮演当事人的受训者应该选择一个可以探索并深化的个人议题或主题。当事人应该时刻监控他们的体验，并决定他们想要探索的程度。最后，在这个特定的练习中，不建议治疗师使用手势提示难度，因为这可能会分散当事人的注意力并妨碍探索。

### 指导

两人一组。扮演当事人的受训者从他们自己的生活中选择一个他们希望讨论的问题，并且是他们在这个练习的环境下感觉恰当的、可以探索的。受训者可能会选择他们最近一直在努力解决的问题，并希望详细探讨、问题得到解决或者获得领悟。如果你扮演当事人，你可能需要提前考虑：

- 你希望讨论哪些关系议题 / 问题、症状或行为；
- 你本次会谈的目标可能是什么（探索本身也可以作为目标）；
- 你想要对治疗师表现出怎样的态度（对你在这个过程中的个人体验保持好奇，也是完全可以的）。

第三部分

# 刻意练习的提升策略

第三部分只有第 15 章，该章节为训练者和受训者提供了额外的建议和指导，以便他们更好地从第二部分的刻意练习活动中获益。第 15 章提供了如何从刻意练习中充分获益的六个要点、恰当进行响应灵敏的治疗的指南、评估策略、确保受训者福祉并尊重其隐私的方法，以及如何监控训练者与受训者关系的建议。

# 如何充分利用刻意练习：
# 给训练者和受训者的附加指南

在第 2 章和第二部分的练习活动部分，我们提供了完成这些刻意练习活动的指导。本章则在一些重要主题上提供指导，帮助训练者成功地将刻意练习融入其训练项目中。这些指导基于相关研究，以及来自 10 多个心理治疗训练项目的训练者的经验和反馈。这些训练者自愿参与了本书中刻意练习活动的测试。这个指南涵盖了多个主题，包括评估、如何从刻意练习中充分获益、受训者的福祉、尊重受训者的隐私、训练者的自我评估、响应灵敏的治疗，以及受训者 – 训练者同盟。

## 充分利用刻意练习的六个要点

以下是给训练者和受训者的六个要点，以帮助他们从 CBT 的刻意练习中充分获益。根据与来自世界各地、多种场合、不同语言的受训者检查和练习这些活动的经验，我们总结出了这些建议。

## 要点1：创造逼真的情绪刺激

刻意练习的一个关键成分是使用恰当的刺激，这个刺激要能够激发与富有挑战性的真实工作环境相似的反应。例如，飞行员会使用出现机械故障和恶劣天气条件的分型模拟器进行训练，外科医生则使用会出现医疗并发症且只有几秒钟反应时间的手术模拟器进行训练。使用富有挑战性的刺激进行训练，能够提升受训者在压力下（如与富有挑战性的当事人工作）有效开展治疗的能力。CBT刻意练习中所使用的刺激是角色扮演，即会谈中具有挑战性的当事人陈述。**重要的是，扮演当事人的受训者要使用适当的情绪表达方式出演角色，并与治疗师保持眼神交流**。例如，如果当事人陈述需要表达悲伤情绪，受训者应尝试与治疗师四目相对，表达悲伤。关于情感表达，我们有以下建议。

- 角色扮演时的情感基调与脚本台词同等重要。扮演当事人的受训者可以自由即兴发挥，调整语言，以便更好地表达情感，而不必百分百固守脚本。实际上，在练习过程中照本宣科可能会显得平淡无奇，且会妨碍眼神交流。相反，扮演当事人的受训者应先默读当事人陈述，准备好后，看着扮演治疗师的受训者，以富有情感的方式说话。这样能使治疗师的体验更真实，也更投入。
- 对于母语非英语的受训者而言，在每次角色扮演之前，回顾并调整当事人陈述的脚本，找到感觉贴切且有助于情感表达的词汇[1]，这样会获益更多。

---

[1] 在翻译本书第二部分的脚本时，译者已经在尽量尊重原意的基础上将脚本调整得更适合汉语的习惯，读者可直接使用。——译者注

- 扮演当事人的受训者应尝试使用语调和非言语方式来表达情感。例如，如果脚本要求表现愤怒，受训者可以用愤怒的声音说话，并双手握拳；如果脚本要求表现羞愧或内疚，受训者可以弓腰蜷缩；如果脚本要求表现悲伤，受训者可以用柔和或沮丧的声音说话。
- 如果受训者一直难以令人信服地按照脚本扮演当事人角色，那么先进行一次"试演"可能会有所帮助。具体来说，就是先直接拿着纸念台词，随即把纸放下，与治疗师角色有眼神接触，根据记忆重复同样的当事人陈述。一些受训者表示，这个方法帮助他们"变得就像真实的当事人"，让角色扮演感觉更加自然，减少了人为的痕迹。有些受训者甚至进行了三四轮"试演"，以便更深入地融入当事人角色。

## 要点 2：根据你的训练环境，调整练习活动

　　刻意练习不那么要求遵守特定的规则，而是要使用训练原则。每位训练者都有其个人的教学风格，每位受训者都有其个人的学习过程。因此，本书中的练习旨在让不同文化背景下的训练者能够在不同的训练环境下，灵活地进行定制化调整。我们鼓励受训者和训练者持续调整练习内容，以提升实践效果。当根据每位受训者的学习需求和每个训练场所的文化背景来定制刻意练习活动时，这时的训练才最为有效。根据我们与多个国家的十几位 CBT 训练者和受训者的合作经验，我们发现每个人都会自发地调整练习活动，以适应他们特定的训练环境。没有哪两位训练者会遵循完全相同的程序。以下是几个例子。

- 一位督导师在与一名受训者进行练习时，发现该受训者觉得所有的当事人陈述都太难了，包括初阶刺激。这名受训者对"太难"的当事人陈述有多重反应，包括恶心、强烈的羞耻感和自我怀疑。她向督导师坦言，她早年曾经历过非常严苛的学习环境，角色扮演会高度唤起这些负面感受。为了帮助她，督导师根据之前的建议，逐步降低刺激的难度，直到受训者在反应评估表上报告感觉这是"适中的挑战"（见附录 A）。经过数周的练习，受训者逐渐建立起安全感，并能够使用更难的当事人陈述进行练习。（值得注意的是，如果督导师继续以太难的难度进行，这名受训者可能会表面顺从，同时隐藏其负面反应，导致情绪泛滥和不堪重负，产生退缩心理，从而阻碍其技能发展，甚至可能会退出训练。）

- 对于母语非英语的受训者，督导师会将当事人陈述调整为适合受训者母语的表述。

- 一位督导师在使用练习时，发现某位受训者觉得包括高阶当事人陈述的所有刺激都太容易了，于是，督导师迅速按照如何使当事人陈述更具挑战性的说明，快速地即兴创作更有挑战性的当事人陈述。

## 要点 3：发现你独特的个人治疗风格

可以拿学习爵士乐的过程比拟心理治疗的刻意练习。每位爵士乐手都以自己能够进行娴熟的即兴演奏为傲，而"找到自己的声音"是成为爵士乐专家的先决条件。然而，即兴演奏并非随意音符的堆砌，而是长时间刻意练习才能达到的巅峰。事实上，即兴演奏的能力建立在日积月累的音阶、旋律与和声等刻意练习的基础上。同样，本书鼓励心理治疗的受训者不要将这些脚本化的干预措施视为最终目的，而是将其视为系统提升技术的一种手段。日积月累，专心练习这些治疗"旋律"，可以有效促进治疗创意的发挥，而非限制其发展。

## 要点 4：进行足量的演练

刻意练习通过演练将技术转化为程序性记忆，这能帮助受训者在面对具有挑战性的当事人时，仍能运用这些技术。只有受训者进行多次反复练习，才会起到作用。想想你学过的一项具有挑战性的运动或乐器：一名专业人士需要多少次演练才能信心满满地展示一项新技术？心理治疗并不比其他领域更容易！

## 要点 5：持续调整难度

刻意练习的一个关键要素是在最佳难度水平上进行训练——既不太容易也不太难。为实现这一点，请使用附录 A 中的刻意练习反应评估表进行难度评估和调整。**切勿跳过这一步！**如果受训者没有感受到刻意练习反应评估表底部所列出的任何"适中的挑战"的反应，那么练习可能太容易了；如果他们感受到任何"太难"的反应，那么练习可能对受训者来说就太难了，以至于无法从中获益。高阶 CBT 受训者和治疗师可能会觉得所有的当事人陈述都太容易了。如果是这样，他们应按照附录 A 中的使用说明，将当事人陈述变得更难，从而使角色扮演具有足够的挑战性。

## 要点 6：结合练习逐字稿和模拟会谈进行综合运用

一些受训者可能希望更深入地理解与每项技术相关的个体治疗反应的情境背景，认为有必要通过模拟真实的治疗过程，将训练中各不相同的部分以更具连贯性的方式整合起来。练习会谈逐字稿放在技术练习之后，因为它能将所有的技术串联起来。练习 12 中列出的模拟会谈也起到同样的作用，使治疗师能够将所学的技术付诸实践。

## 响应灵敏的治疗

本书中的练习不仅要帮助受训者掌握特定的 CBT 技术，而且要帮助受训者根据每位当事人的具体需求，灵活地运用这些技术（Constantino et al.，2021）。在心理治疗文献中，这种立场被称为恰当的响应性，即治疗师基于其对当事人不断变化的情境和需求的理解，进行灵活的判断。在治疗过程中，这种响应性会自然而然地引导治疗师整合各种策略和人际交往风格，以实现积极的短期和长期效果（Hatcher，2015；Stiles et al.，1998）。有效的治疗师能够灵敏回应每时每刻出现的情景。正如斯泰尔斯和霍瓦特（Stiles & Horvath，2017）所言，治疗师之所以有效，是因为他们具有恰当的响应性。做"正确的事"可能次次不同，这意味着治疗师需要为每位当事人提供定制的回应。

恰当的响应性反驳了一种误解，即刻意练习的演练旨在促进治疗技术的机械重复。心理治疗的研究者已经证明，过分拘泥于某种特定模式而忽视当事人偏好，会削弱治疗效果（e.g.，Castonguay et al.，1996；Henry et al.，1993）。相反，治疗师的灵活性已被证明能够提升治疗效果（e.g., Kendall & Beidas，2007；Kendall & Frank，2018；Owen & Hilsenroth，2014）。因此，对受训者而言，至关重要的是培养必要的感知技能，以便能够敏锐地捕捉到当事人当下的体验，并根据当事人每时每刻的具体情况做出响应（Constantino et al.，2021；Hatcher，2015；Hill & Knox，2013）。督导师应帮助受督导者在会谈中调整自己，以适应当事人独特且具体的需求。重要的是，这种调适不仅强调干预措施的实施，也强调临床判断的过程。

还有一点非常重要，刻意练习要在更广泛的 CBT 学习情境下进行。正如第 1 章所述，训练应当与真实治疗会谈录音录像的督导、理论学习以及对胜任的 CBT 心理治疗师的观察相结合。当训练者或受训者发现受训者在掌握 CBT 技术上遇到困难时，双方需要仔细评估缺失或需要的内容，这一点很重要。评估之后，应根据训练者和受训者共同确定的需求，采取恰当的补救措施。

## 认知行为疗法的响应性

尽管本书侧重于通过学习特定的 CBT 技术来进行刻意练习，但我们要谨慎地避免僵化或机械地应用这些技术。相反，无论是间接描述核心的 CBT 方法（如协商会谈议程），还是直接描述更多跨理论、暂时"偏离"的 CBT（如应对治疗同盟的破裂），我们都强调以灵活合作的方式实践 CBT 的必要性；针对当事人的独特关注和需求，及时实施个性化的治疗方案；并保持治疗师对个体、关系或情境的持续调整。所有这些要素都可以归入治疗师响应性的总体范畴。在本章中，我们将简要介绍几种方法，让学习 CBT 核心技术的临床工作者也能学会（通过同样的刻意练习方法）在心理治疗过程中应用关键的响应能力。如前所述，这些响应性策略有时会嵌入在 CBT 特定的干预措施中（如练习 1~7 所示），而在当事人或过程标记需要时，这些策略则会暂时偏离 CBT（如练习 8~10 所示）。

重要的是，我们对核心 CBT 与核心响应性要素的均衡关注是基于研究证据的（Constantino et al.，2020，2021）。也就是说，除了CBT 对各种病症普遍有效（即当作为一整套特定理论干预来提供时，能促进"平均当事人"的显著改善[①]）之外，越来越多的研究也支持了对情境响应性的需求。换句话说，一种治疗模式或方案并不适用于所有当事人，甚至同一位当事人在不同时间也可能不适用。仅举几个实证例子，跨理论的当事人因素（如结果预期）、治疗师因素（如自我表露）和关系因素（如同盟质量）已被证明能够促进当事人适应性效果的产生（Norcross & Lambert，2019；Norcross & Wampold，2019），而过度坚持特定理论因素（如 CBT 干预措施）可能会阻碍当事人的改善（Castonguay et al.，1996）。此外，即使是遵守理论规定技术的标准水平，也往往无法预测治疗效果，部分原因是当事人可能在不同时期有不同的需求。也就是说，有些当事人可能需要大量的特定CBT 策略才能改善，而有些当事人只需要少量的策略就能达到同样的改善效果。还有些当事人可能需要一般数量的 CBT 技术，或者甚至是将 CBT 与其他可能被视为认知行为模式之外的干预措施混合使用。又或者，某位当事人在治疗初期可能需要很多不同的 CBT 干预措施，但之后可能只需要一两种与其契合的关键干预措施。鉴于所有这些变化，仅增加理论规定的干预措施数量与治疗效果之间不存在线性关系，也就不足为奇了（Stiles，2013）。

----

[①] 这句话的意思是，在研究中，一组当事人在测量工具上的得分均值，经过干预后发生了显著变化。因此，从平均水平来看，这组当事人发生了显著改善，但回到特定当事人身上，可能有的当事人改善了，有的当事人没有改善。——译者注

　　此外，一些研究表明，在特定案例中，保持治疗的灵活性，或自然地融入某些"非标准"的干预措施（即使旨在忠诚一致地提供特定治疗），可以促进更好的治疗过程（Goldman et al.，2013）和治疗效果（Katz et al.，2019）。而且，当治疗师在坚持治疗议程和为当事人提供情感支持及自主感之间取得平衡时，可以促进当事人的改善（Elkin et al.，2014）。最后，几项关于 CBT 的研究，特别检验了处理特定负面关系过程的非 CBT 偏离策略。例如，无论是应对治疗同盟的破裂（Constantino et al.，2008）还是应对当事人阻抗（Westra et al.，2016），在面对这些关系挑战时，将这些模块视为 CBT 议程的暂时偏离，都比单纯坚持传统的 CBT 更能改善治疗效果。尽管这篇研究综述较为简略，但它表明各种形式的治疗师响应性在治疗价值上得到越来越多的支持，同时也表明在实施像 CBT 这样的循证治疗时，需要警惕过度依从或机械式地遵循治疗方案。

　　如前所述，随着治疗过程的逐步展开，响应性可能会呈现出不同的形态。不过，无论在哪个阶段，这种元建构都涉及对某事物（通常有一个明显的线索或标记）做出反应，并且用某种方式（如决定或干预类型）做出响应。同样，正如本章前文所述，以及第二部分练习中所强调的，在基本保持 CBT 特定技术的同时，也可以采取响应性行动（或"在正确的时间做正确的事情"）。另外，及时的响应性可以利用理论和研究，促使治疗师在特定时刻做一些不那么像 CBT 的事情。在讨论 CBT 的发展过程时，我们提供了每种形式的相关示例：（1）以正确的方式开始 CBT；（2）当过程指标显示积极进展或适应性获益时，应坚持当前的 CBT 计划；（3）当过程指标显示进展受阻（或甚至出现有害迹象；Constantino et al.，2021）时，应考虑偏离当前的 CBT 计划。

## 响应灵敏地启动 CBT

虽然本书的主要内容是学习 CBT 的核心技术，但书中的练习表明，有许多治疗焦点可以归入认知和行为这两个大类之下。例如，在最基本的层面上，一些干预措施更侧重于潜在思维（见练习 5），而另一些更侧重于外显行为（见练习 6）。响应灵敏地启动 CBT 可能意味着，提出的 CBT 原理和治疗计划与当事人对其问题的理解以及最有效的治疗方法相吻合。如果当事人认为是自己的认知导致了抑郁等问题，那么以挑战和改变思维模式为核心的 CBT 原理和治疗计划可能最有说服力；如果当事人会更加具体地考虑问题行为，那么强调暴露疗法或依随性管理的 CBT 原理和治疗计划可能更能激发他们的希望感。关键在于，在概述 CBT 治疗过程可以采取的形式时，可以针对当事人的情况进行个性化定制，同时仍然保持 CBT 的本质特征（King & Boswell，2019）。此外，研究也支持这样做的必要性：两项不同的元分析表明，当事人对治疗的个人可信度越高（Constantino，Coyne，et al.，2018），以及当事人对治疗成功的期望值越高（Constantino，Vîslă，et al.，2018），治疗后的实际效果就越好。

其他一些非常早期的标记可能需要采取不那么像 CBT 的反应方式。再次强调，本书的主要目标之一是使用刻意练习来学习 CBT 技术，但我们希望使用这些技术的前提是，特定的当事人是 CBT 的良好适应者，并准备好从 CBT 给他们提供的内容中获益，这是不言而喻的。例如，早期的动机式语言可以预示当事人是否准备好接受以改变为导向的干预。虽然有些当事人可能会立即使用"改变性语言"（即偏向于 CBT 能够解决的适应性行为改变的语言），而另一些当事人可能会使用"反向改变性语言"（即偏向于保持问题特征的语言，或者至少是一种矛盾或害怕放弃熟悉事物的语言）。对于后者，治疗师需要采取的第一步可能与明确的以改变为导向的治疗议程不同。例如，治疗师可以使用动机式访谈来支持和确认当事人的体验和价值取向，即使最终 CBT 干预还是会在稍后开始（理想情况下是在当事人有价值的改变方向确定之后；Boswell，Bentley，& Barlow，2015）。这种方法将体现在治疗中保持灵活性（见练习 8）的特点，这是本书的另一个主要目标。事实上，研究表明，治疗师需要对当事人早期的动机式语言进行适应并灵活调整。例如，一项研究发现，在接受 CBT 治疗时，"改变性语言"较高而"反向改变性语言"较低的当事人改善得更快，而"反向改变性语言"使用较多的当事人比使用较少的当事人，对标准 CBT 的反应可能性较低（Goodwin et al.，2019）。

## 坚持当前 CBT 计划的响应性

假设 CBT 已经顺利开始且进展良好，当事人也认为其切实可信并充满希望，那么治疗师持续的响应性可能仅仅意味着，继续使用那些正在起作用（或至少被视为有潜力）的 CBT 策略。这种做法将与治疗计划的兼容性保持一致，或者说治疗师的行为与具体的个案概念化保持一致（Silberschatz，2017）。重要的是，这种响应性还意味着治疗师和当事人都应认识到，这种一致性可能会发生变化，由此产生的计划可能也需要改变——也就是说，计划的兼容性可能需要重新定义，这种修订在整个治疗过程中应该始终处于治疗对话的核心和首要位置。西尔伯查茨（Silberschatz，2017）通过实证支持了这种"以不变应万变"的行为，证明了当初步个案概念化与当事人产生共鸣时，治疗师的行为越符合该概念化，治疗效果就越好。

坚持当前 CBT 计划的另一个标记是，当事人似乎信任和依赖治疗师的指导。对于某些当事人来说，他们正在寻求指导，而他们对治疗师的顺从可能是适应性的，因为他们完全信任治疗师所提供的内容，并且愿意看看这会带来什么效果。确实，有研究表明，当CBT促进当事人对治疗师产生更大的信任依赖时，这些当事人就能从中获益更多（Coyne et al., 2019）。因此，这种友好的顺从态度可以视为按计划继续进行治疗的绿灯信号，与之相对的是，当事人的其他人际立场则可能会亮起黄灯或红灯（如下一节所述）。

## 改变当前 CBT 计划（至少暂时性地）的响应性

这种形式的响应性表明，在关键时刻需明显偏离原计划或当前计划。例如，在 CBT 框架内，这可能简单到当之前的 CBT 家庭作业未能激发当事人兴趣时，治疗师可以尝试不同的 CBT 家庭作业。或者，如果当事人对当前阐述的 CBT 原理或预期效果的信念逐渐减弱（即使他们最初的信念很强），那么治疗师可能就需要做出响应，把 CBT 限制在那些当事人仍然觉得有吸引力的元素上（例如，只处理核心图式而不进行行为激活；Boswell & Schwartzman，2018）。

然而，最值得注意的是，这种情境响应性的转变可能需要暂时（至少在一段时间内）从 CBT 中离开，转而采取一些在理论和实证上更为恰当的干预措施。例如，如果当事人对改变持矛盾态度，或者不再信任治疗师的 CBT 方向，这可能在人际层面表现为对治疗或治疗师的阻抗，或者两者兼有。现有研究告诉我们，在面对阻抗时，暂时搁置 CBT，转而选择更加以当事人为中心、注重确认和尊重当事人自主权的动机式访谈策略，能够提高标准 CBT 的疗效（传统的 CBT 可能会试图通过说服当事人相信其优点来应对阻抗；Westra et al.，2016）。在练习 10 中，我们强调了如何利用刻意练习来学习这种应对阻抗标记的响应性技术。同样，在练习 9 中，我们教授了人本主义和人际关系同盟破裂 - 修复策略的技术，研究表明这些策略在专门解决当事人与治疗师关于治疗任务和目标的分歧或关系破裂方面非常有效（Eubanks et al.，2018），在 CBT 过程中也是如此。这两项研究线索也与另一项研究结果基本一致。该研究表明，治疗师用持续的指导性（CBT 的一个标志）来应对当事人的抗拒反应，只会加剧当事人对其自由受到威胁的感知；相反，对当事人的抗拒反应采取控制性较弱、自由度较高的干预措施（可能不那么像 CBT）会更有效（Beutler et al.，2018）。重要的是，一旦这些突出的临床问题得到修通或解决后，只要它符合当事人在阻抗 / 破裂 / 抗拒反应之后的需求，另一个响应性策略可以是回归到 CBT。

## 响应性与文化多样性

需要强调的是，文化上的不适应也可能标志着治疗师需要做出响应。正如之前的例子，旨在增强共鸣的响应性策略可以融入传统的 CBT 技术中，有时可能还需要取代这些技术。就前者而言，当事人可能会认为 CBT 与他们对心理健康问题的理解以及他们对改变的构想非常契合。尽管传统的 CBT 可能有所帮助，但也可能不够全面。例如，当事人可能还希望、需要或期待将灵性纳入临床改变的过程中。如果不能将灵性纳入 CBT 计划，可能会导致一系列适应不良的过程（如对治疗师的信任感降低）或结果（如过早终止治疗）。

在其他情况下，当事人期望的可能不仅仅是 CBT 的补充或调整。例如，他们可能会在自己的文化中寻求一种传统的治疗方法。虽然这可能会引发复杂的决策链，但就本书而言，熟练的 CBT 治疗师可以暂时搁置自己的 CBT 计划，转而探讨当事人的文化需求和意义。虽然本书未明确讨论这一点，但我们发现多元文化取向的理论和研究是一种以理论中立的方式指导文化响应性的有力手段（Davis et al.，2016）。也就是说，治疗师可以应用基于实证的多元文化取向三大支柱，包括文化谦逊（例如，对当事人的身份保持开放和好奇的态度，放弃自己的优越感）、文化机遇（例如，关注负面过程或文化误解，并愿意向当事人学习）和文化舒适感（例如，与不同文化背景的人合作时表现出自如感）。

我们希望本节内容能展现我们对于教授 CBT 和情境响应性的兴趣。我们认为，这是一种重要且新颖的思维训练方式，它既不回避特定理论对有效临床实践的贡献，也不会过度强调这些理论而牺牲个性化治疗（Boswell et al.，2020）。此外，我们相信这两类技术都是循证的，并且可以通过刻意练习来提升。最后，除了练习 1~10 中介绍的个别技术外，我们还在练习 11 中提供了带注解的心理治疗会谈，用一些例子说明了治疗师如何以正确的方式灵活启动治疗、如何坚持当前的 CBT 计划，以及如何偏离当前的 CBT 计划（至少暂时偏离）。我们希望这些展示治疗师灵活性的例子，能帮助你在使用 CBT 以及本培训系列中的其他方法时，考虑到心理治疗固有的复杂性，并能够在特定时刻满足个体最紧迫、最突出的个性化需求。

## 关注受训者的福祉

虽然已有充分证据表明，一些当事人在心理治疗中体验到负面影响（Barlow，2010），但训练和督导对受训者产生的负面影响较少受到关注（Castonguay et al.，2010）。令人警醒的是，M. V. 埃利斯及其同事（M. V. Ellis et al.，2014）的研究发现，93% 的受督导者表示经历了"不充分的督导"，超过半数的人表示经历过"有害的督导"。

为了增强受训者的自我效能感，训练者必须确保受训者在恰当的难度水平上进行练习。本书中的练习提供了频繁评估并调整难度的指南，从而确保受训者能够在精确对标其个人技能阈限的水平上进行练习。训练者和督导师必须注意提供恰当的挑战。使用难度过高的角色扮演会对受训者构成风险，这是本书特别强调的。附录 A 中的刻意练习反应评估表旨在帮助训练者确保角色扮演的难度适中。训练者或受训者可能想跳过难度评估和调整，而直接聚焦于演练，以取得快速进步和快速掌握技术。然而，在所有的测试场所中，我们发现跳过难度评估和调整比任何其他错误都会造成更多的问题，并妨碍技术的掌握。因此，我们建议训练者铭记，**他们最重要的职责之一，就是提醒受训者进行难度评估和调整。**

此外，刻意练习反应评估表有双重功能——帮助受训者培养自我监控和自我觉察的重要技能（Bennett-Levy，2019）。这将有助于受训者在自我关怀方面采取积极、赋能的立场，从而促进其整个职业生涯的专业发展。

## 尊重受训者的隐私

本书中的刻意练习活动可能会激起受训者内心复杂的或不舒服的个人反应，比如对过去创伤的记忆。探索心理和情绪反应可能让部分受训者感到脆弱。从受训者到拥有数十年从业经验者，处于职业生涯各个阶段的治疗师在这个过程中普遍会经历羞愧、尴尬或自我怀疑。尽管这些体验对于培养受训者的自我觉察很有价值，但重要的是，训练应始终聚焦于专业技能的发展，而不应模糊为个人治疗（e.g.，M.

V. Ellis et al.，2014）。因此，训练者的职责之一就是提醒受训者保持恰当的边界。

对于向训练者说什么或者不说什么，受训者必须有最终决定权。受训者应该铭记，训练的目标是扩展自己的自我觉察和心理能力，以便在体验到不舒服的反应时仍能保持积极且有益的态度。为此，训练者并不需要了解受训者内心世界的具体细节。

训练者应指导受训者只分享他们愿意分享的个人信息。刻意练习反应评估表和难度评估过程旨在帮助受训者建立自我觉察，同时保留对隐私的控制权。可以提醒受训者，他们的目标是了解自己的内心世界，不一定非要与训练者或同伴分享这些信息（Bennett-Levy & Finlay-Jones，2018）。同样，训练者也应提醒受训者尊重同伴的隐私。

## 训练者自我评估

正如我们所指出的，本书中的练习已在世界各地的许多训练场所进行了测试，包括研究生课程、实习场所和私人执业诊所。尽管训练者们报告说这些练习在训练中非常有效，但也有一些训练者表示，与传统的临床教育方法相比，刻意练习让他们感觉很不适应。许多人在评估受训者的表现时感到得心应手，但对自己作为训练者的表现则不太确定。

我们听到训练者最常见的担忧是："我的受训者表现很好，但我不确定我这样做是否正确！"为了解决这个问题，我们建议训练者根据以下五条标准定期进行自我评估：

- 观察受训者的工作表现；
- 提供持续的修正性反馈；
- 确保特定技术的演练略超出受训者当前的能力水平；
- 确保受训者在恰当的难度下练习（既不太容易也不太具有挑战性）；
- 持续评估受训者与真实当事人的工作表现。

## 标准 1：观察受训者的工作表现

要确定我们作为训练者的表现如何，首先需要有关于受训者对训练反应的有效信息。这就需要我们直接观察受训者的技术练习，以便提供修正性反馈和评估。刻意练习的一个风险是，受训者在角色扮演中掌握了治疗技术，但这些技术并不能迁移到他们与真实当事人的工作中。因此，理想情况下，训练者还应有机会现场或通过录像观察受训者与真实当事人的工作表现。会谈笔记和叙述性记录并不是准确评估受训者表现和识别其临床挑战的可靠方法（Goodyear & Nelson，1997）。哈格蒂（Haggerty）和希尔森罗思（Hilsenroth）描述了这一挑战：

> 假设你的亲人需要接受手术，而你必须在两位外科医生中做出选择。其中一位医生在做手术时从未被经验丰富的外科医生直接观察过。他或她在完成手术后，回到主治医生那里，试着回忆刚刚进行的手术的复杂步骤，但有时记得不完整或不准确。很难想象，在有选择的情况下，有人会选择这位医生，而不是一位在专业实践中经常被观察的医生。（Haggerty & Hilsenroth，2011，p.193）

## 标准 2：提供持续的修正性反馈

受训者需要修正性反馈，以了解自己哪些做得好，哪些做得不好，以及如何提升技术。反馈应尽可能具体和循序渐进。具体的反馈示例："你的声音听起来很急促，试着在回应当事人时停顿几秒钟以放慢语速。"或"你与当事人进行眼神交流，做得非常好。"模糊且不具体的反馈示例："试着与当事人建立更好的关系。"或"试着对当事人的感受更开放一些。"

## 标准 3：演练略高于受训者当前能力水平的特定技术（最近发展区）

刻意练习强调通过行为演练来掌握技术。训练者应努力避免因过度关注个案概念化而忽略对技术的关注。对于许多训练者来说，这需要高度的自律和自我约束。讨论心理治疗理论（如个案概念化、治疗计划、心理治疗模型的细微差异、督导师的类似个案）比观察受训者演练技术愉快多了。受训者有许多问题，而督导师则经验丰富；分享知识很容易填满预定的督导时间。这样，督导师显得博学多才，而受训者则不必在其学习技能的边缘苦苦挣扎。虽然回答问题很重要，但受训者的心理治疗知识可能会迅速超过他们实际进行心理治疗的程序性能力，尤其是在面对他们觉得具有挑战性的当事人时。这里有一个简单的经验法则：训练者提供知识，而行为演练提供技术（Rousmaniere，2019）。

## 标准 4：在恰当的难度下练习（既不太容易也不太具有挑战性）

刻意练习要保持在最佳压力范围内：练习的技术刚好超过受训者当前的技术阈限，以便他们能够循序渐进地学习，而不会感到不堪重负（Ericsson，2006）。

训练者应在整个刻意练习过程中使用难度评估和调整，以确保受训者在恰当的难度水平上进行练习。需要注意的是，有些受训者会对自己在练习中出现的不愉快反应（如解离感、恶心、大脑空白）感到惊讶，并且可能会试图"硬撑"着完成那些太难的练习。这可能是因为害怕课程不及格、害怕被评价为不胜任，或是受训者的负面自我印象（如"这不应该这么难"）。训练者应该做一些正常化，即对练习难度的感知会因人而异，并鼓励他们尊重自己的个人训练过程。

## 标准 5：持续评估受训者与真实当事人的工作表现

刻意练习心理治疗技术的目标是提升受训者在帮助真实当事人时的效能。这种训练的风险之一是刻意练习中的获益难以推广——受训者在特定技术上获得的胜任力，可能无法转化为与真实当事人的工作能力。因此，训练者必须评估刻意练习对受训者与真实当事人工作表现的影响。理想的做法是通过对多种数据源进行三角验证来实现：

* 当事人数据（口头自我报告和常规效果监测数据）；
* 督导师的报告；
* 受训者的自我报告。

如果受训者在经过刻意练习后，在帮助真实当事人方面的效能没有提高，训练者应对此困难进行仔细评估。如果督导师或训练者认为这是技术习得方面的问题，他们可能需要考虑调整刻意练习的程序，以更好地适应受训者的学习需求或风格。

## 受训者指南

本书的核心主题是技术演练不会自动产生帮助。必须做好刻意练习，受训者才能从中获益（Ericsson & Pool，2016）。在本章和练习活动部分，我们为有效的刻意练习提供了指导。我们还想专门为受训者提供一些额外的建议。这些建议源于我们在世界各地的刻意练习志愿测试场所获得的经验，涵盖了以下主题：如何在刻意练习中发现自己的训练过程、积极投入和趣味性；如何安排休息；受训者有权控制自己对训练者的表露程度；监测训练效果和对训练者的复杂反应；受训者的个人心理治疗。

### 个性化的 CBT 训练：发现你的最近发展区

当训练瞄定每位受训者的个人技术阈限时，刻意练习的效果最佳。这个技术阈限也被称为最近发展区。该术语最早是由维果茨基（Vygotsky）在发展学习理论中提出的（Zaretskii，2009），指的是刚好超出受训者当前能力范围，但在教师或教练的帮助下可以达到的区域（Wass & Golding，2014）。**如果刻意练习的任务过于简单或过于困难，受训者都将无法从中获益。**为了最大限度地提高训练效果，优秀的执行者遵循"有挑战性但不具有压倒性"的原则：过于超出他们能力范围的任务，将会是无效的，甚至是有害的；但同样的道理，盲目重复他们已经能够自信完成的事情，同样是无效的。因此，刻意练习需要对受训者当前的技术水平进行持续评估，同时进行难度调整，确保训练始终瞄准在一个"恰到好处"的挑战水平进行。因此，如果你在练习 10"应对当事人的阻抗"感觉太难，可以考虑换回更熟悉的技术，比如"解释 CBT 的治疗原理"（练习 1）或"协商会谈议程"（练习 3），这些可能是你已经掌握得很好的技术。

## 积极投入

受训者在做本书中的刻意练习时，保持积极且持续的投入至关重要。当受训者迫使自己达到甚至超越当前能力时，刻意练习才会真正有帮助。最佳做法是让受训者在不伤害自己的情况下，通过指导他们的训练伙伴调整角色扮演的难度，使其达到尽可能高的水平。这对每位受训者来说都会有所不同。虽然这可能会让人感觉不舒服甚至害怕，但这正是可以取得最大获益的最近发展区。仅仅阅读和重复书面脚本，几乎不会带来任何益处。我们建议受训者铭记，他们的努力训练应该带来这样的结果——在与真实当事人的会谈中，更加自信和从容。

## 坚持到底：努力 vs 心流

只有当受训者努力推动自己打破旧有表现模式，从而促进新技能成长时，刻意练习才会奏效（Ericsson & Pool，2016）。因为刻意练习始终关注个体当前表现能力的极限，所以它必然是有压力的努力。事实上，专业人员除非充分投入到那些刚好处于其当前能力边缘的任务中，否则难以实现持久的表现改善（Ericsson，2003，2006）。在田径或体能训练中，我们很多人都熟悉这种被推出舒适区后随之而来的适应过程。同样的过程也适用于我们的心理和情感能力。

许多受训者可能会惊讶地发现，CBT 的刻意练习比与真实当事人进行心理治疗更难。这可能是因为，在与真实当事人工作时，治疗师会进入一种"心流"状态（Csikszentmihalyi，1997），在这种状态下工作会感觉毫不费力。受训中的 CBT 治疗师可能会发现他们很难持续练习回应，他们感觉自己"只是在重复自己"，或者已经尽可能捕捉到（治疗中的）体验和回应，准备继续前进了。在这种情况下，治疗师可能希望变换刺激物及其关注点，并尝试在短时间内使用不同的方法，这在一定程度上是为了增强自信心和掌控感。

## 发现自己独特的训练过程

刻意练习的效果直接取决于受训者在练习时所付出的努力和自主性。虽然训练者可以提供指导，但重要的是受训者需要逐渐了解自己独特的训练过程。这会让他们成为自己训练的主人，为整个职业生涯的专业发展过程做好准备。以下是几名受训者在进行刻意练习时发现的一些个人训练过程的示例。

- 一位受训者发现，当练习具有挑战性时，她非常善于坚持；但是，在练习一个新技术时，她需要比其他受训者演练更多遍才能感到自如。因此，这位受训者把重点放在培养自己对进步速度的耐心上。
- 一位受训者发现自己能够相当快地掌握新技能，重复几次就够了。然而，他也注意到自己对情绪唤起的当事人陈述的反应，会非常快且难以预测地从"适中的挑战"跳到"太难"类别。

因此，他需要认真关注刻意练习反应评估表中列出的反应。

- 一位受训者自称是"完美主义者"，当她出现"太难"类别中的焦虑反应（如恶心、解离）时，她也会有强烈的冲动想要"强行通过"这个练习活动。这导致她无法从练习中获益，还有可能变得心力委顿。因此，这名受训者聚焦于放慢速度，发展对自己焦虑反应的自我同情，请训练伙伴降低角色扮演的难度。

本书中的刻意练习活动以自我评估为特色的原因之一，就是为了促进受训者自我发现的过程。我们鼓励受训者利用这些练习活动深入反思自己的体验，从而最大限度地了解自己及其个人学习过程。

## 趣味性与休息

心理治疗是一项严肃的工作，常常会让人感到痛苦。然而，心理治疗实践也可以很有趣。受训者应铭记，刻意练习的主要目标之一是尝试不同的治疗方法和风格。如果刻意练习让你感到生搬硬套、枯燥乏味或例行公事，那么它很可能对提升受训者的技能没什么帮助。在这种情况下，受训者应尝试让练习变得生动有趣。一个很好的方法是营造一种好玩、有趣的氛围。例如，受训者可以：

- 使用不同的语调、语速、肢体语言或其他语言，这有助于拓宽受训者的沟通范围；
- 在模拟视觉或听觉受限的情况下进行练习，这样做可以提升其他感官的敏感度；
- 站着或在外走动时进行练习，这有助于受训者从新的角度理解治疗过程。

督导师还可以询问受训者是否想在问题之间休息 5~10 分钟，尤其是当受训者正在处理困难情绪、感到压力很大的时候。

## 额外的刻意练习机会

本书重点介绍了涉及受训者与督导师之间积极、实时互动的刻意练习方法。重要的是，刻意练习可以延伸到这些集中训练课程之外。例如，受训者可以在督导课程的间隔期间，默读或大声朗读当事人的刺激材料并独立练习回应。在这种情况下，受训者必须大声说出他们的治疗师回应，而不是在脑海中默默排练，这一点很重要。在没有督导师的情况下，两名受训者也可以组队练习。虽然没有督导师会限制一种反馈来源，但扮演当事人的朋辈受训者可以充当这个角色，就像有督导师在场时一样。重要的是，这些额外的刻意练习机会是在与督导师进行集中训练的间隔期间进行的；家庭作业的使用与 CBT 方法完全契合。在独立进行或没有督导师的情况下，为了优化刻意练习的质量，我们开发了刻意练习日志表，详见附录 B，也可以从本书的配套网站下载。该表格为受训者提供了一个模板，用于记录他们在刻意练习活动中的体验，希望有助于巩固学习成果。该表格不一定要作为督导师评估过程的一部分，但是欢迎受训者将他们在独立练习中的体验带到与督导师的下一次会谈中。

## 监测训练效果

尽管训练者可能会采用以胜任力为核心的模型来评估受训者，但我们也鼓励受训者主动掌控自己的训练过程，并亲自寻找刻意练习的效果。受训者应该能在几次训练课程中体验到刻意练习的效果。缺乏效果可能会打击受训者的积极性，导致他们在刻意练习中投入的努力和专注度减少。看不到效果的受训者应该与训练者坦诚讨论这个问题，并尝试调整他们的刻意练习过程。这些效果包括当事人的效果、受训者作为治疗师的工作进步、个人发展以及整体训练效果的提升。

## 当事人的效果

刻意练习最重要的成果是改善受训者的当事人效果，这可以通过常规效果监测（Boswell, Kraus et al., 2015；Lambert, 2010）、定性数据（McLeod, 2017）以及与当事人的非正式讨论来评估。然而，受训者应注意，通过刻意练习来改善当事人的治疗效果，有时可能很难迅速实现。例如，患有严重慢性症状的当事人可能不会很快对任何治疗做出反应，无论受训者的练习多么有效。对某些当事人来说，对自身症状表现出更多的耐心和自我同情，而非症状的立即减轻，可能就是进展的标志。因此，我们建议受训者根据当事人的症状、病史和临床表现，对当事人的变化保持现实的期待。重要的是，受训者不应为了让自己觉得在训练中有进步，而试图强迫当事人在治疗中有所改善（Rousmaniere, 2016）。

## 受训者作为治疗师的工作

刻意练习的一个重要成果是受训者与当事人工作的改变。例如，测试场所的受训者报告说，他们在与情绪唤起的当事人相处时感到更加自在，在治疗中处理令人不适的敏感话题时更加自信，对多种当事人的响应也更灵敏了。

## 受训者的个人发展

刻意练习的另一个重要成果是受训者的个人成长。例如，测试场所的受训者报告说，他们更能触碰自己的感受，增强了自我同情以及与多种当事人工作的动机。

## 受训者的训练过程

刻意练习的另一个重要成果是受训者的训练过程得到改善。例如，测试场所的受训者报告说，他们更能觉察自己的个人训练风格、偏好、优势和挑战。随着时间的推移，受训者应当逐渐对自己的训练过程产生更强的主导感。成为一名心理治疗师是一个历时多年的复杂过程。资深的专家治疗师也表示，他们在研究生毕业后仍在继续成长（Orlinsky & Ronnestad，2005）。此外，训练不是一个线性过程。在学习成为一名 CBT 治疗师的过程中，有时你可能觉得自己取得了巨大的进步，跨过了一个坎，不会再停滞不前。没料到第二天，面对一个新当事人或一个新问题时，又会感受到巨大的失望和挫折。请记住，要对自己宽容一些，相信这个过程！

## 受训者 – 训练者同盟：监控对训练者的复杂反应

参与刻意练习的受训者常常会报告他们对训练者的复杂感受。例如，一位受训者说："我知道这有帮助，但我也不太期待这样做！"另一位受训者则报告说，她对训练者既感激又沮丧。我们建议受训者回想一下自己在其他领域（如田径或音乐）接受过的强化训练。当教练把受训者逼到其能力极限时，受训者通常会对教练产生复杂的反应。

这并不一定意味着训练者做错了什么。实际上，强化训练不可避免地会激发受训者对训练者的诸多情绪，如沮丧、恼怒、失望或愤怒，这些反应与他们感受到的感激之情共存。事实上，如果受训者没有体验到复杂的反应，反倒值得深思了——这个刻意练习是否具有足够的挑战性。不过，我们之前提到的隐私权问题在这里也同样适用。因为专业的心理健康训练具有等级性和评价性，训练者不应该要求，甚至不应该期望受训者分享他们可能对自己产生的复杂反应。训练者应该对受训者的分享保持开放态度，但是选择权始终在受训者手中。

## 受训者的个人治疗

在进行刻意练习时，许多受训者发现自己内心世界的某些方面可能会从个人心理治疗中获益。例如，一位受训者发现，当事人的愤怒激发了她自己被虐待的痛苦记忆；另一位受训者发现，自己在练习共情技术时出现了解离；还有一位受训者在自己经过几次重复还不能掌握技术时，体验到了强烈的羞耻感和自我评判。

尽管这些发现一开始让人感到不安，但最终却让人受益匪浅，因为他们促使受训者去寻求个人治疗。许多治疗师都接受过治疗。事实上，诺克罗斯和盖伊（Norcross & Guy，2005）在对 17 项研究的综述中发现，8000 多名治疗师中大约有 75% 接受过个人治疗。欧林斯基和朗内斯塔德（Orlinsky & Ronnestad，2005）发现，接受过个人治疗的治疗师中，90% 以上认为个人治疗很有帮助。

| 对受训者的问题 |
|---|
| 1. 你在努力提升技能的同时,是否也对自己的学习过程保持了耐心和自我同情? |
| 2. 你是否注意到自己在训练过程中产生的任何羞耻感或自我评判? |
| 3. 你是否注意到了自己的个人边界,同时也尊重了自己对训练者可能存在的复杂情感? |

# 参考文献

American Psychiatric Association. (2013). *Diagnostic and statistical manual of mental disorders (DSM-5)*. American Psychiatric Association Publishing.

American Psychological Association. (2017). *Ethical principles of psychologists and code of conduct* (2002, Amended June 1, 2010, and January 1, 2017). https://www.apa.org/ethics/code/

Anderson, T., Ogles, B. M., Patterson, C. L., Lambert, M. J., & Vermeersch, D. A. (2009). Therapist effects: Facilitative interpersonal skills as a predictor of therapist success. *Journal of Clinical Psychology*, 65 (7), 755–768. https://doi.org/10.1002/jclp.20583

Aviram, A., Westra, H. A., Constantino, M. J., & Antony, M. M. (2016). Responsive management of early resistance in cognitive-behavioral therapy for generalized anxiety disorder. *Journal of Consulting and Clinical Psychology*, 84 (9), 783–794. https://doi.org/10.1037/ccp0000100

Bailey, R. J., & Ogles, B. M. (2019). Common factors as a therapeutic approach: What is required? *Practice Innovations*, 4 (4), 241–254. https://doi.org/10.1037/pri0000100

Barlow, D. H. (2002). *Anxiety and its disorders: The nature and treatment of anxiety and panic* (2nd ed.). Guilford Press.

Barlow, D. H. (Ed.). (2008). *Clinical handbook of psychological disorders* (4th ed.). Guilford Press.

Barlow, D. H. (2010). Negative effects from psychological treatments: A perspective. *American Psychologist*, 65 (1), 13–20. https://doi.org/10.1037/a0015643

Barlow, D. H., Allen, L. B., & Choate, M. L. (2004). Toward a unified treatment for emotional disorders. *Behavior Therapy*, 35 (2), 205–230. https://doi.org/10.1016/S0005-7894 (04) 80036-4

Barlow, D. H., Ellard, K. K., Fairholme, C. P., Farchione, T. J., Boisseau, C. L., Allen, L. B., & Ehrenreich-May, J. (2011). *Unified protocol for transdiagnostic treatment of emotional disorders: Client workbook*. Oxford University Press.

Barlow, D. H., Farchione, T. J., Sauer-Zavala, S., Murray Latin, H., Ellard, K. K., Bullis, J. R., Bentley, K. H., Boettcher, H. T., & Cassiello-Robbins, C. (2017). *Unified protocol for transdiagnostic treatment of emotional disorders: Therapist guide* (2nd ed.). Oxford University Press.

Beck, A. T. (1976). *Cognitive therapy and the emotional disorders*. New American Library.

Beck, A. T., Rush, A. J., Shaw, B. F., & Emery, G. (1979). *Cognitive therapy of depression*. The Guilford Press.

Beck, J. (2006). *Cognitive therapy* [Systems of Psychotherapy video series]. American Psychological Association. https://www.apa.org/pubs/videos/4310736

Beck, J. S. (2005). *Cognitive therapy for challenging problems: What to do when the basics don't work*. Guilford Press.

Bennett-Levy, J. (2019). Why therapists should walk the talk: The theoretical and empirical case for personal practice in therapist training and professional development. *Journal of Behavior Therapy and Experimental Psychiatry*, *62*, 133–145. https://doi.org/10.1016/ j.jbtep.2018.08.004

Bennett-Levy, J., & Finlay-Jones, A. (2018). The role of personal practice in therapist skill development: A model to guide therapists, educators, supervisors and researchers. *Cognitive Behaviour Therapy*, *47* (3), 185–205. https://doi.org/10.1080/16506073.2018.1434678

Beutler, L. E., Edwards, C., & Someah, K. (2018). Adapting psychotherapy to patient reactance level: A meta-analytic review. *Journal of Clinical Psychology*, *74* (11), 1952–1963. https://doi.org/10.1002/jclp.22682

Boswell, J. F. (2013). Intervention strategies and clinical process in transdiagnostic cognitive behavioral therapy. *Psychotherapy*, *50* (3), 381–386. https://doi.org/10.1037/a0032157

Boswell, J. F., Bentley, K. H., & Barlow, D. H. (2015). Motivation facilitation in the Unified Protocol for Transdiagnostic Treatment of Emotional Disorders. In H. Arkowitz, W. Miller, & S. Rollnick (Eds.), *Motivational interviewing in the treatment of psychological problems* (2nd ed., pp. 33–57). Guilford Press.

Boswell, J. F., Castonguay, L. G., & Wasserman, R. H. (2010). Effects of psychotherapy training and intervention use on session outcome. *Journal of Consulting and Clinical Psychology*, *78* (5), 717–723. https://doi.org/10.1037/a0020088

Boswell, J. F., Constantino, M. J., & Goldfried, M. R. (2020). A proposed makeover of psychotherapy training: Contents, methods, and outcomes. *Clinical*

*Psychology: Science and Practice*, *27*（3）, e12340. https://doi.org/10.1111/cpsp.12340

Boswell, J. F., Kraus, D. R., Miller, S. D., & Lambert, M. J.（2015）. Implementing routine outcome monitoring in clinical practice: Benefits, challenges, and solutions. *Psychotherapy Research*, *25*（1）, 6–19. https://doi.org/10.1080/10503307.2013.817696

Boswell, J. F., & Schwartzman, C.（2018）. An exploratory analysis of treatment augmentation in a single case. *Behavior Modification*. Advance online publication. https://doi.org/ 10.1177/0145445518796202

Boswell, J. F., Sharpless, B. A., Greenberg, L. S., Heatherington, L., Huppert, J. D., Barber, J. P., Goldfried, M. R., & Castonguay, L. G.（2011）. Schools of psychotherapy and the beginnings of a scientific approach. In D. H. Barlow（Ed.）, *Oxford handbook of clinical psychology*（pp. 98–127）. Oxford University Press.

Castonguay, L. G.（2011）. Psychotherapy, psychopathology, research and practice: Pathways of connections and integration. *Psychotherapy Research*, *21*（2）, 125–140. https://doi.org/ 10.1080/10503307.2011.563250

Castonguay, L. G., & Beutler, L. E.（Eds.）.（2006）. *Principles of therapeutic change that work*. Oxford Press.

Castonguay, L. G., Boswell, J. F., Constantino, M. J., Goldfried, M. R., & Hill, C. E.（2010）. Training implications of harmful effects of psychological treatments. *American Psychologist*, *65*（1）, 34–49. https://doi.org/10.1037/a0017330

Castonguay, L. G., Constantino, M. J., McAleavey, A. A., & Goldfried, M. R.（2011）. The alliance in cognitive behavioral therapy. In J. P. Barber & J. C. Muran（Eds.）, *The therapeutic alliance: An evidence-based approach to practice and training*（pp. 150–171）. Guilford Press.

Castonguay, L. G., Goldfried, M. R., Wiser, S., Raue, P. J., & Hayes, A. M.（1996）. Predicting the effect of cognitive therapy for depression: A study of unique and common factors. *Journal of Consulting and Clinical Psychology*, *64*（3）, 497–504. https://doi.org/10.1037/ 0022-006X.64.3.497

Castonguay, L. G., & Hill, C. E.（Eds.）.（2012）. *Transformation in psychotherapy: Corrective experiences across cognitive behavioral(humanistic) and psychodynamic approaches*. American Psychological Association. https://doi.org/10.1037/13747-000

Clark, D. M.（1986）. A cognitive approach to panic. *Behaviour Research and Therapy*, *24*（4）, 461–470. https://doi.org/10.1016/0005-7967（86）90011-2

Coker, J.（1990）. *How to practice jazz*. Jamey Aebersold.

Constantino, M. J.Castonguay, L. G., Zack, S., & DeGeorge, J. ( 2010 ) . Engagement in psychotherapy: Factors contributing to the facilitation, demise, and restoration of the therapeutic alliance. In D. Castro-Blanco & M. S. Carver ( Eds. ), *Elusive alliance: Treatment engagement strategies with high-risk adolescents* ( pp. 21–57 ) . American Psychological Association. https://doi. org/10.1037/12139-001

Constantino, M. J., Coyne, A. E., Boswell, J. F., Iles, B. R., & Vîslă, A. ( 2018 ) . A meta-analysis of the association between patients' early perception of treatment credibility and their posttreatment outcomes. *Psychotherapy*, *55* ( 4 ), 486–495. https://doi.org/10.1037/pst0000168

Constantino, M. J., Coyne, A. E., & Muir, H. J. ( 2020 ) . Evidence-based therapist responsivity to disruptive clinical process. *Cognitive and Behavioral Practice*, *27* ( 4 ), 405–416. https://doi.org/10.1016/j.cbpra.2020.01.003

Constantino, M. J., Goodwin, B. J., Muir, H. J., Coyne, A. E., & Boswell, J. F. ( 2021 ) . Contextresponsive psychotherapy integration applied to cognitive behavioral therapy. In J. C. Watson & H. Wiseman ( Eds. ), *The responsive psychotherapist: Attuning to clients in the moment* ( pp. 151–169 ) . American Psychological Association.

Constantino, M. J., Marnell, M. E., Haile, A. J., Kanther-Sista, S. N., Wolman, K., Zappert, L., & Arnow, B. A. ( 2008 ) . Integrative cognitive therapy for depression: A randomized pilot comparison. *Psychotherapy: Theory, Research, Practice, Training*, *45* ( 2 ), 122–134. https:// doi.org/10.1037/0033-3204.45.2.122

Constantino, M. J., Vîslă, A., Coyne, A. E., & Boswell, J. F. ( 2018 ) . A meta-analysis of the association between patients' early treatment outcome expectation and their posttreatment outcomes. *Psychotherapy*, *55* ( 4 ), 473–485. https://doi. org/10.1037/pst0000169

Coyne, A. E., Constantino, M. J., & Muir, H. J. ( 2019 ) . Therapist responsivity to patients' early treatment beliefs and psychotherapy process. *Psychotherapy*, *56* ( 1 ), 11–15. https://doi.org/ 10.1037/pst0000200

Craske, M. G., Kircanski, K., Zelikowsky, M., Mystkowski, J., Chowdhury, N., & Baker, A. ( 2008 ) . Optimizing inhibitory learning during exposure therapy. *Behaviour Research and Therapy*, *46* ( 1 ), 5–27. https://doi. org/10.1016/j.brat.2007.10.003

Csikszentmihalyi, M. ( 1997 ) . *Finding flow: The psychology of engagement with everyday life.* Basic Books.

Cuijpers, P., Reijnders, M., & Huibers, M. J. H. ( 2019 ) . The role of common factors in psychotherapy outcomes. *Annual Review of Clinical Psychology*, *15*

（1），207–231. https://doi.org/ 10.1146/annurev-clinpsy-050718-095424

Davis, D. E., DeBlaere, C., Brubaker, K., Owen, J., Jordan, T. A., II, Hook, J. N., & Van Tongeren, D. R.（2016）. Microaggressions and perceptions of cultural humility in counseling. *Journal of Counseling and Development*, *94*（4），483–493. https://doi.org/10.1002/jcad.12107

Davis, D. E., DeBlaere, C., Owen, J., Hook, J. N., Rivera, D. P., Choe, E., Van Tongeren, D. R., Worthington, E. L., & Placeres, V.（2018）. The multicultural orientation framework: A narrative review. *Psychotherapy*, *55*（1），89–100. https://doi.org/10.1037/pst0000160

DeRubeis, R. J., & Feeley, M.（1990）. Determinants of change in cognitive therapy for depression. *Cognitive Therapy and Research*, *14*（5），469–482. https://doi.org/10.1007/ BF01172968

Dobson, K. S.（2011）. *Cognitive-behavioral therapy strategies*［Systems of Psychotherapy video series]. American Psychological Association. https://www. apa.org/pubs/videos/4310887

Dobson, K. S., & Dozois, D. J. A.（Eds.）.（2019）. *Handbook of cognitive-behavioral therapies*（4th ed.）. Guilford Press.

Elkin, I., Falconnier, L., Smith, Y., Canada, K. E., Henderson, E., Brown, E. R., & McKay, B. M.（2014）. Therapist responsiveness and patient engagement in therapy. *Psychotherapy Research*, *24*（1），52–66. https://doi.org /10.1080/10503307.2013.820855

Ellis, A.（1962）. *Reason and emotion in psychotherapy*. Lyle Stuart.

Ellis, M. V., Berger, L., Hanus, A. E., Ayala, E. E., Swords, B. A., & Siembor, M.（2014）. Inadequate and harmful clinical supervision: Testing a revised framework and assessing occurrence. *The Counseling Psychologist*, *42* （4），434–472. https://doi.org/10.1177/0011000013508656

Ericsson, K.A.（2003）. Development of elite performance and deliberate practice: An update from the perspective of the expert performance approach. In J. L. Starkes & K.A. Ericsson（Eds.）, *Expert performance in sports: Advances in research on sport expertise*（pp. 49–83）. Human Kinetics.

Ericsson, K. A.（2004）. Deliberate practice and the acquisition and maintenance of expert performance in medicine and related domains: Invited address. *Academic Medicine*, *79*（10, Suppl.），S70–S81. https://doi.org/10.1097/00001888-200410001-00022

Ericsson, K. A.（2006）. The influence of experience and deliberate practice on the development of superior expert performance. In K. A. Ericsson, N. Charness, P. J. Feltovich, & R. R. Hoffman（Eds.）, *The Cambridge handbook of expertise and expert performance*（pp. 683–703）. Cambridge University Press. https://doi.

org/10.1017/CBO9780511816796.038

Ericsson, K. A., Hoffman, R. R., Kozbelt, A., & Williams, A. M. (Eds.). (2018). *The Cambridge handbook of expertise and expert performance* (2nd ed.). Cambridge University Press. https://doi.org/10.1017/9781316480748

Ericsson, K. A., Krampe, R. T., & Tesch-Römer, C. (1993). The role of deliberate practice in the acquisition of expert performance. *Psychological Review*, *100* (3), 363–406. https://doi.org/ 10.1037/0033-295X.100.3.363

Ericsson, K. A., & Pool, R. (2016). *Peak: Secrets from the new science of expertise*. Houghton Mifflin Harcourt.

Eubanks, C. F., Muran, J. C., & Safran, J. D. (2018). Alliance rupture repair: A meta- analysis. *Psychotherapy*, *55* (4), 508–519. https://doi.org/10.1037/pst0000185

Feeley, M., DeRubeis, R. J., & Gelfand, L. A. (1999). The temporal relation of adherence and alliance to symptom change in cognitive therapy for depression. *Journal of Consulting and Clinical Psychology*, *67* (4), 578–582. https://doi.org/10.1037/0022-006X.67.4.578

Fisher, A. J., & Boswell, J. F. (2016). Enhancing the personalization of psychotherapy with dynamic assessment and modeling. *Assessment*, *23* (4), 496–506. https://doi.org/10.1177/ 1073191116638735

Fisher, R. P., & Craik, F. I. M. (1977). Interaction between encoding and retrieval operations in cued recall. *Journal of Experimental Psychology: Human Learning and Memory*, *3* (6), 701–711. https://doi.org/10.1037/0278-7393.3.6.701

Fluckiger, C., Del Re, A. C., Wampold, B. E., & Horvath, A. O. (2018). Alliance in adult psychotherapy: A meta-analytic synthesis. In J. C. Norcross & B. E. Wampold (Eds.), *Psychotherapy relationships that work: Evidence-based responsiveness* (3rd ed., pp. 24–78). Oxford University Press.

Foa, E. B., & Kozak, M. J. (1986). Emotional processing of fear: Exposure to corrective information. *Psychological Bulletin*, *99*, 20–35.

Foa, E. B., Steketee, G., Grayson, J. B., & Doppelt, H. G. (1983). Treatment of obsessivecompulsives: When do we fail? In E. B. Foa & P. M. G. Emmelkamp (Eds.), *Failures in behavior therapy* (pp. 10–34). John Wiley & Sons.

Goldberg, S. B., Babins-Wagner, R., Rousmaniere, T., Berzins, S., Hoyt, W. T., Whipple, J. L., Miller, S. D., & Wampold, B. E. (2016). Creating a climate for therapist improvement: A case study of an agency focused on outcomes and deliberate practice. *Psychotherapy*, *53* (3), 367–375. https://doi.org/10.1037/pst0000060

Goldberg, S. B., Baldwin, S. A., Merced, K., Caperton, D. D., Imel, Z. E., Atkins, D. C., & Creed, T. (2020). The structure of competence: Evaluating the factor structure of the Cognitive Therapy Rating Scale. *Behavior Therapy*, *51*（1）, 113–122. https://doi.org/10.1016/ j.beth.2019.05.008

Goldberg, S. B., Rousmaniere, T. G., Miller, S. D., Whipple, J., Nielsen, S. L., Hoyt, W., & Wampold, B. E.（2016）. Do psychotherapists improve with time and experience? A longitudinal analysis of outcomes in a clinical setting. *Journal of Counseling Psychology*, *63*, 1–11. https://doi.org/10.1037/ cou0000131

Goldfried, M. R., & Davison, G. C.（1976）. *Clinical behavior therapy*. Holt, Rinehart, & Winston.

Goldfried, M. R., & Davison, G. C.（1994）. *Clinical behavior therapy*. John Wiley & Sons.

Goldman, R. E., Hilsenroth, M. J., Owen, J. J., & Gold, J. R.（2013）. Psychotherapy integration and alliance: Use of cognitive-behavioral techniques within a short-term psychodynamic treatment model. *Journal of Psychotherapy Integration*, *23*（4）, 373–385. https://doi.org/ 10.1037/a0034363

Goodwin, B. J., Constantino, M. J., Westra, H. A., Button, M. L., & Antony, M. M.（2019）. Patient motivational language in the prediction of symptom change, clinically significant response, and time to response in psychotherapy for generalized anxiety disorder. *Psychotherapy*, *56*（4）, 537–548. https://doi. org/10.1037/pst0000269

Goodwin, B. J., Coyne, A. E., & Constantino, M. J.（2018）. Extending the context-responsive psychotherapy integration framework to cultural processes in psychotherapy. *Psychotherapy*, *55*（1）, 3–8. https://doi.org/10.1037/pst0000143

Goodyear, R. K., & Nelson, M. L.（1997）. The major formats of psychotherapy supervision. In C. E. Watkins, Jr.（Eds.）, *Handbook of psychotherapy supervision*（pp. 328–344）. John Wiley & Sons.

Haggerty, G., & Hilsenroth, M. J.（2011）. The use of video in psychotherapy supervision. *British Journal of Psychotherapy*, *27*（2）, 193–210.https://doi. org/10.1111/j.1752-0118.2011.01232.x

Hatcher, R. L.（2015）. Interpersonal competencies: Responsiveness, technique, and training in psychotherapy. *American Psychologist*, *70*（8）, 747–757. https://doi.org/10.1037/ a0039803

Hayes, S. C., & Hofmann, S. G.（Eds.）.（2018）. *Process-based CBT: The science and core clinical competencies of cognitive-behavioral therapy*. Context Press.

Hays, P. A.（2009）. Integrating evidence-based practice, cognitive-behavior therapy, and multicultural therapy: Ten steps for culturally competent practice. *Professional Psychology: Research and Practice*, *40*（4）, 354–360.

Henry, W. P., Strupp, H. H., Butler, S. F., Schacht, T. E., & Binder, J. L.

（1993）. Effects of training in time-limited dynamic psychotherapy: Changes in therapist behavior. *Journal of Consulting and Clinical Psychology*, *61*（3）, 434–440. https://doi.org/10.1037/0022-006X.61.3.434

Hill, C. E., Kivlighan, D. M. I. I. I., Rousmaniere, T., Kivlighan, D. M., Jr., Gerstenblith, J., & Hillman, J.（2020）. Deliberate practice for the skill of immediacy: A multiple case study of doctoral student therapists and clients. *Psychotherapy*, *57*（4）, 587–597. https://doi.org/ 10.1037/pst0000247

Hill, C. E., & Knox, S.（2013）. Training and supervision in psychotherapy: Evidence for effective practice. In M. J. Lambert（Ed.）, *Handbook of psychotherapy and behavior change*（6th ed., pp. 775–811）. John Wiley & Sons.

Hollon, S. D., Evans, M. D., Auerbach, A., DeRubeis, R. J., Elkin, I., Lowery, A., Kriss, M. R., Grove, W. M., Tuason, V. B., & Piasecki, J. M.（1988）. *Development of a system for rating therapies for depression: Differentiating cognitive therapy, interpersonal psychotherapy and clinical management pharmacotherapy*. Unpublished manuscript, Department of Psychology, Vanderbilt University, Nashville.

Holtforth, M. G., & Castonguay, L. G.（2005）. Relationship and techniques in cognitive behavioral therapy—A motivational approach. *Psychotherapy: Theory, Research, Practice, Training*, *42*（4）, 443–455. https://doi.org/10.1037/0033-3204.42.4.443

Hook, J. N., Davis, D. D., Owen, J., & DeBlaere, C.（2017）. *Cultural humility: Engaging diverse identities in therapy*. American Psychological Association. https://doi.org/ 10.1037/0000037-000

Katz, M., Hilsenroth, M. J., Gold, J. R., Moore, M., Pitman, S. R., Levy, S. R., & Owen, J.（2019）. Adherence, flexibility, and outcome in psychodynamic treatment of depression. *Journal of Counseling Psychology*, *66*（1）, 94–103. https://doi.org/10.1037/cou0000299

Kazantzis, N., Deane, F. P., & Ronan, K. R.（2000）. Homework assignments in cognitive and behavioral therapy: A meta-analysis. *Clinical Psychology: Science and Practice*, *7*（2）, 189–202. https://doi.org/10.1093/clipsy.7.2.189

Kazantzis, N., Deane, F., Ronan, K. R., & L' Abate, L.（Eds.）.（2005）. *Using homework assignments in cognitive behavior therapy*. Routledge/Taylor & Francis. https://doi.org/10.4324/ 9780203499825

Kazantzis, N., Whittington, C., Zelencich, L., Kyrios, M., Norton, P. J., & Hofmann, S. G.（2016）. Quantity and quality of homework compliance: A meta-analysis of relations with outcome in cognitive behavior therapy. *Behavior Therapy*, *47*（5）, 755–772. https://doi.org/10.1016/j.beth.2016.05.002

Keijsers, G. P. J., Schaap, C. P. D. R., & Hoogduin, C. A. L. ( 2000 ) . The impact of interpersonal patient and therapist behavior on outcome in cognitive-behavioral therapy. A review of empirical studies. *Behavior Modification*, *24* ( 2 ), 264–297. https://doi.org/10.1177/ 0145445500242006

Kendall, P. C., & Beidas, R. S. ( 2007 ) . Smoothing the trail for dissemination of evidence-based practices for youth: Flexibility within fidelity. *Professional Psychology, Research and Practice*, *38* ( 1 ), 13–19. https://doi. org/10.1037/0735-7028.38.1.13

Kendall, P. C., & Frank, H. E. ( 2018 ) . Implementing evidence-based treatment protocols: Flexibility within fidelity. *Clinical Psychology: Science and Practice*, *25* ( 4 ), 1–12. https://doi.org/ 10.1111/cpsp.12271

Kendall, P. C., Gosch, E., Furr, J. M., & Sood, E. ( 2008 ) . Flexibility within fidelity. *Journal of the American Academy of Child & Adolescent Psychiatry*, *47* ( 9 ), 987–993.

King, B. R., & Boswell, J. F. ( 2019 ) . Therapeutic strategies and techniques in early cognitive-behavioral therapy. *Psychotherapy*, *56* ( 1 ), 35–40. https://doi. org/10.1037/pst0000202

Koziol, L. F., & Budding, D. E. ( 2012 ) . Procedural learning. In N. M. Seel ( Ed. ), *Encyclopedia of the sciences of learning* ( pp. 2694–2696 ) . Springer. https://doi. org/10.1007/978-1-4419- 1428-6_670

Lambert, M. J. ( 2010 ) . Yes, it is time for clinicians to monitor treatment outcome. In B. L. Duncan, S. C. Miller, B. E. Wampold, & M. A. Hubble ( Eds. ), *Heart and soul of change: Delivering what works in therapy* ( 2nd ed., pp. 239–266 ) . American Psychological Association. https://doi.org/10.1037/12075-008

Leahy, R. L. ( Ed. ). ( 2003 ) . *Roadblocks in cognitive-behavioral therapy: Transforming challenges into opportunities for change*. Guilford Press.

Linehan, M. M. ( 1993 ) . *Cognitive-behavioral treatment of borderline personality disorder*. Guilford Press.

Martell, C. R., Dimidjian, S., & Herman-Dunn, R. ( 2010 ) . *Behavioral activation for depression: A clinician's guide*. Guilford Press.

McCarthy, K. S., Keefe, J. R., & Barber, J. P. ( 2016 ) . Goldilocks on the couch: Moderate levels of psychodynamic and process-experiential technique predict outcome in psychodynamic therapy. *Psychotherapy Research*, *26* ( 3 ), 307–317. https://doi.org/10.1080/10503307.2014. 973921

McGaghie, W. C., Issenberg, S. B., Barsuk, J. H., & Wayne, D. B. ( 2014 ) . A critical review of simulation-based mastery learning with translational outcomes. *Medical Education*, *48* ( 4 ), 375–385. https://doi.org/10.1111/medu.12391

McLeod, J. ( 2017 ) . Qualitative methods for routine outcome measurement. In T. G.

Rousmaniere, R. Goodyear, D. D. Miller, & B. E. Wampold (Eds.), *The cycle of excellence: Using deliberate practice to improve supervision and training* (pp. 99–122). Wiley. https://doi.org/ 10.1002/9781119165590.ch5

Meichenbaum, D. (1977). *Cognitive behavior modification: An integrative approach.* Plenum Press.

Miller, S. D., Prescott, D., & Maeschalck, S. (2017). *Reaching for excellence: Feedbackinformed treatment in practice.* American Psychological Association.

Mowrer, O. H. (1939). A stimulus-response analysis of anxiety and its role as a reinforcing agent. *Psychology Review, 46,* 553-565.

Muran, J. C., & Eubanks, C. F. (2020). *Therapist performance under pressure: Negotiating emotion, difference, and rupture.* American Psychological Association. https://doi.org/ 10.1037/0000182-000

Muse, K., & McManus, F. (2013). A systematic review of methods for assessing competence in cognitive-behavioural therapy. *Clinical Psychology Review, 33* (3), 484–499. https://doi.org/ 10.1016/j.cpr.2013.01.010

Nathan, P., & Gorman, J. (Eds.). (2007). *A guide to treatments that work* (3rd ed.). Oxford University Press.

Newman, C. F. (2016). *Cognitive-behavioral therapy supervision* [Psychotherapy Supervision video series]. American Psychological Association. https://www.apa.org/pubs/ videos/4310957#

Norcross, J. C., & Guy, J. D. (2005). The prevalence and parameters of personal therapy in the United States. In J. D. Geller, J. C. Norcross, & D. E. Orlinsky (Eds.), *The psychotherapist's own psychotherapy: Patient and clinician perspectives* (pp. 165–176). Oxford University Press.

Norcross, J. C., & Lambert, M. J. (2019). *Psychotherapy relationships that work: Vol. 1. Evidencebased therapist contributions* (3rd ed.). Oxford University Press.

Norcross, J. C., Lambert, M. J., & Wampold, B. E. (2019). *Psychotherapy relationships that work* (3rd ed.). Oxford University Press.

Norcross, J. C., & Wampold, B. E. (Eds.). (2019). *Psychotherapy relationships that work: Vol. 2. Evidence-based therapist responsiveness* (3rd ed.). Oxford University Press. https:// doi.org/10.1093/med-psych/9780190843960.001.0001

Olatunji, B. O. (2011). *Cognitive-behavioral therapy for clients with anxiety and panic* [Specific Treatments for Specific Populations video series]. American Psychological Association. https://www.apa.org/pubs/videos/4310884

Orlinsky, D. E., & Ronnestad, M. H. (2005). *How psychotherapists develop.* American Psychological Association.

Owen, J., & Hilsenroth, M. J. (2014). Treatment adherence: The importance of therapist flexibility in relation to therapy outcomes. *Journal of Counseling*

*Psychology*, *61*（2）, 280–288. https://doi.org/10.1037/a0035753

Peluso, P. R., & Freund, R. R.（2018）. Therapist and client emotional expression and psychotherapy outcomes: A meta-analysis. *Psychotherapy*, *55*（4）, 461–472. https://doi.org/ 10.1037/pst0000165

Persons, J. B.（2007）. *Cognitive-behavior therapy* [ Systems of Psychotherapy video series]. American Psychological Association. https://www.apa.org/pubs/videos/4310774

Persons, J. B.（2012）. *The case formulation approach to cognitive-behavior therapy*. Guilford Press.

Power, M. J., & Dalgleish, T.（2008）. *Cognition and emotion: From order to disorder*（2nd ed.）. Psychology Press.

Rousmaniere, T. G.（2016）. *Deliberate practice for psychotherapists: A guide to improving clinical effectiveness*. Routledge Press. https://doi.org/10.4324/9781315472256

Rousmaniere, T. G.（2019）. *Mastering the inner skills of psychotherapy: A deliberate practice handbook*. Gold Lantern Press.

Rousmaniere, T. G., Goodyear, R., Miller, S. D., & Wampold, B. E.（2017）. *The cycle of excellence: Using deliberate practice to improve supervision and training*. John Wiley & Sons. https://doi.org/10.1002/9781119165590

Safran, J. D., & Muran, J. C.（2000）. *Negotiating the therapeutic alliance: A relational treatment guide*. Guilford Press.

Samoilov, A., & Goldfried, M. R.（2000）. Role of emotion in cognitive-behavior therapy. *Clinical Psychology: Science and Practice*, *7*（4）, 373–385. https://doi.org/10.1093/clipsy.7.4.373

Sauer-Zavala, S., Gutner, C. A., Farchione, T. J., Boettcher, H. T., Bullis, J. R., & Barlow, D. H.（2017）. Current definitions of "transdiagnostic" in treatment development: A search for consensus. *Behavior Therapy*, *48*（1）, 128–138. https://doi.org/10.1016/j.beth.2016.09.004

Silberschatz, G.（2017）. Improving the yield of psychotherapy research. *Psychotherapy Research*, *27*（1）, 1–13. https://doi.org/10.1080/10503307.2015.1076202

Smith, S. M.（1979）. Remembering in and out of context. *Journal of Experimental Psychology: Human Learning and Memory*, *5*（5）, 460–471.

Squire, L. R.（2004）. Memory systems of the brain: A brief history and current perspective. *Neurobiology of Learning and Memory*, *82*（3）, 171–177. https://doi.org/10.1016/j.nlm.2004.06.005

Stiles, W. B.（2013）. The variables problem and progress in psychotherapy research. *Psychotherapy*, *50*（1）, 33–41. https://doi.org/10.1037/a0030569

Stiles, W. B., Honos-Webb, L., & Surko, M.（1998）. Responsiveness in psychotherapy. *Clinical Psychology: Science and Practice*, *5*（4）, 439–458. https://doi.org/10.1111/j.1468-2850.1998. tb00166.x

Stiles, W. B., & Horvath, A. O.（2017）. *Appropriate responsiveness as a contribution to therapist effects*. In L. G. Castonguay & C. E. Hill（Eds.）, *How and why are some therapists better than others? Understanding therapist effects*（pp. 71–84）. American Psychological Association. https://doi. org/10.1037/0000034-005

Swift, J. K., & Greenberg, R. P.（2012）. Premature discontinuation in adult psychotherapy: A meta-analysis. *Journal of Consulting and Clinical Psychology*, *80*（4）, 547–559. https:// doi.org/10.1037/a0028226

Swift, J. K., & Greenberg, R. P.（2015）. Foster the therapeutic alliance. In J. K. Swift & R. P. Greenberg, *Premature termination in psychotherapy: Strategies for engaging clients and improving outcomes*（pp. 137–147）. American Psychological Association. https://doi.org/ 10.1037/14469-010

Taylor, J. M., & Neimeyer, G. J.（2017）. Lifelong professional improvement: The evolution of continuing education. In T. G. Rousmaniere, R. Goodyear, S. D. Miller, & B. Wampold（Eds.）, *The cycle of excellence: Using deliberate practice to improve supervision and training*. John Wiley & Sons.

Tolin, D. F.（2016）. *Doing CBT: A comprehensive guide to working with behaviors, thoughts, and emotions*. Guilford Press.

Tracey, T. J. G., Wampold, B. E., Goodyear, R. K., & Lichtenberg, J. W.（2015）. Improving expertise in psychotherapy. *Psychotherapy Bulletin*, *50*（1）, 7–13.

Vallis, T. M., Shaw, B. F., & Dobson, K. S.（1986）. The cognitive therapy scale: Psychometric properties. *Journal of Consulting and Clinical Psychology*, *54*（3）, 381–385. https://doi.org/ 10.1037/0022-006X.54.3.381

Wass, R., & Golding, C.（2014）. Sharpening a tool for teaching: The zone of proximal development. *Teaching in Higher Education*, *19*（6）, 671–684. https://doi.org/10.1080/13562517. 2014.901958

Watson, J. B., & Raynor, R.（1920）. Conditioned emotional reactions. *Journal of Experimental Psychology*, *3*（1）, 1–14. https://doi.org/10.1037/h0069608

Webb, C. A., DeRubeis, R. J., Amsterdam, J. D., Shelton, R. C., Hollon, S. D., & Dimidjian, S.（2011）. Two aspects of the therapeutic alliance: Differential relations with depressive symptom change. *Journal of Consulting and Clinical Psychology*, *79*（3）, 279–283. https:// doi.org/10.1037/a0023252

Westra, H. A.（2012）. *Motivational interviewing in the treatment of anxiety*. Guilford Press.

Westra, H. A., & Aviram, A.（2013）. Core skills in motivational interviewing. *Psychotherapy, 50*（3）, 273–278. https://doi.org/10.1037/a0032409

Westra, H. A., & Constantino, M. J.（2019）. Integrative psychotherapy for generalized anxiety disorder. In J. C. Norcross & M. R. Goldfried（Eds.）, *Handbook of psychotherapy integration*（3rd ed., pp. 284–302）. Oxford University Press. https://doi.org/10.1093/med-psych/ 9780190690465.003.0013

Westra, H.A., Constantino, M.J., & Antony, M. M.（2016）. Integrating motivational interviewing with cognitive-behavioral therapy for severe generalized anxiety disorder: An allegiancecontrolled randomized clinical trial. *Journal of Consulting and Clinical Psychology*, *84*（9）, 768–782. https://doi.org/10.1037/ ccp0000098

Westra, H. A., Norouzian, N., Poulin, L., Coyne, A. E., Constantino, M. J., Hara, K., Olson, D., & Antony, M. M.（2020）. Testing a deliberate practice workshop for developing appropriate responsivity to resistance markers. *Psychotherapy.* Advance online publication. https:// doi.org/10.1037/pst0000311

Wolf, A. W., Goldfried, M. R., & Muran, J. C.（Eds.）.（2013）. *Transforming negative reactions to clients: From frustration to compassion.* American Psychological Association. https:// doi.org/10.1037/13940-000

Wolpe, J.（1952）. Experimental neuroses as learned behavior. *British Journal of Psychology*, *43*（4）, 243–268.

Young, J., & Beck, A. T.（1980）. *Cognitive therapy scale: Rating manual* [Unpublished manuscript]. Center for Cognitive Therapy, University of Pennsylvania.

Zaretskii, V.（2009）. The zone of proximal development: What Vygotsky did not have time to write. *Journal of Russian and East European Psychology*, *47*（6）, 70–93. https://doi.org/ 10.2753/RPO1061-0405470604

# 难度评估和调整

如果在既不太难也不太容易、难度适中的挑战水平上进行刻意练习，这时能取得最佳效果。为确保受训者在正确的难度上进行练习，他们应该在完成每个水平的当事人陈述（初阶、中阶、高阶）后，进行难度评估和调整。为此，请遵循如图 A–1 所示的刻意练习反应评估表。该表也可从本书配套网站获取：https://www.apa.org/pubs/books/deliberate-practice-cognitive-behavioral-therapy。**切勿跳过这个过程！**

## 如何评估难度

治疗师完成刻意练习反应评估表。如果他们：

- 对问题 1 或 2 的回答是"太难"，则按照说明将练习活动变得更容易；
- 对问题 1 和 2 的回答均为"太容易"和"否"，则进入下一个难度的当事人陈述，或按照说明将练习活动变得更难；
- 对问题 1 和 2 的回答均为"挑战适中"和"否"，则不要进入下一个难度的当事人陈述，而是重复当前的难度。

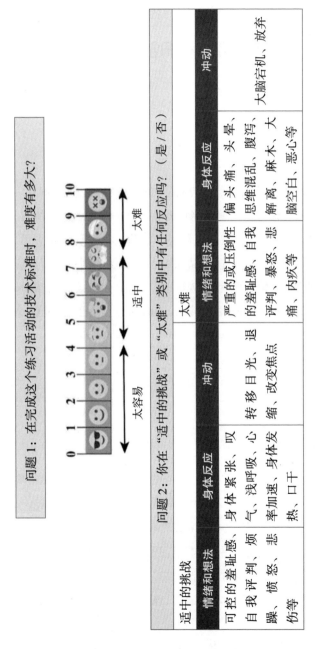

图 A-1 刻意练习反应评估表

## 降低当事人陈述的难度

如果治疗师对反应评估表中问题 1 或问题 2 的回答都是"太难"，请使用更容易的当事人陈述（例如，如果你使用的是高阶当事人陈述，就请改为中阶）。但是，如果你已经在使用初阶当事人陈述，可以采用以下方法使当事人陈述更容易。

- 扮演当事人者可以使用同样的初阶当事人陈述，但这一次使用更柔和、更平静的声音，并面带微笑，从而缓和情绪基调。
- 当事人可以即兴选择情绪唤起没那么强烈或使治疗师更舒适的话题，如讨论不表达感受的话题，讨论未来／过去（避免此时此地），或讨论治疗之外的任何话题（见图 A–2）。
- 治疗师可在不同问题之间短暂休息一下（5~10 分钟）。
- 训练者可以通过讨论 CBT 或心理治疗理论与研究来扩展"反馈阶段"。这样可以将受训者的焦点转向更抽象或知识性的话题，从而降低情绪强度。

## 增加当事人陈述的难度

如果治疗师对反应评估表中问题 1 和 2 的回答都是"太容易"，请使用下一级更难的当事人陈述。如果你已经在使用高阶当事人陈述，那么当事人应该按照以下指导原则增加练习难度。

- 扮演当事人者可以再次使用高阶当事人陈述，但这次要用更加痛苦的声音（如非常愤怒、悲伤、讽刺）或不愉快的面部表情，从而加强情绪基调。

- 当事人可以即兴出演新的当事人陈述，选择情绪唤起更强烈或使治疗师感到不适的话题，如讨论时表达强烈的感受，讨论此时此地，讨论心理治疗或治疗师本身（见图 A–2）。

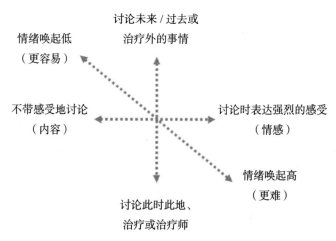

**图 A–2　如何使角色扮演的当事人陈述变得更容易或更难**

注：贾森·惠普尔（Jason Whipple）博士作图。

小贴士

　　刻意练习会谈的目的并不是为了完成所有当事人陈述和治疗师回应，而是为了尽可能多地在适当的难度水平上练习。这可能意味着受训者需要多次重复相同的陈述或回应，只要难度保持在"适中的挑战"的水平，这就完全没关系。

## 附录 B

# 刻意练习日志表

本书重点介绍了涉及受训者与督导师之间积极、实时互动的刻意练习方法。重要的是，刻意练习可以延伸到这些集中训练课程之外。例如，受训者可以在督导课程的间隙，默读或大声朗读当事人的刺激材料并独立练习回应。在这种情况下，重要的是受训者必须大声说出他们的治疗师回应，而不是在脑海中默默排练。或者，在没有督导师的情况下，两名受训者也可以组队练习。虽然没有督导师在场会限制一种反馈来源，但扮演当事人的朋辈受训者可以充当这个角色，就像有督导师在场时一样。重要的是，这些额外的刻意练习机会是在与督导师进行集中训练间隙进行的；家庭作业的使用与 CBT 方法完全契合。在独立进行或没有督导师的情况下，为了优化刻意练习的质量，我们开发了刻意练习日志表，该表格可以从本书的配套网站下载。该表格为受训者提供了一个模板，用于记录他们在刻意练习活动中的体验，并希望有助于巩固学习成果。该表格不一定要作为督导师评估过程的一部分，但是鼓励受训者将他们在独立练习中的体验带到与督导师的下一次会谈中。

请使用此表格来巩固你从刻意练习中所学过的内容。仅分享你愿意分享的信息，以保护你的个人界限。

姓名：＿＿＿＿＿＿＿＿＿＿＿＿＿日期：＿＿＿＿＿＿＿＿＿＿＿＿

练习：＿＿＿＿＿＿＿＿＿＿＿＿＿＿＿＿＿＿＿＿＿＿＿＿

问题1：在这次刻意练习中，有哪些方面没有帮助或进行不顺利？具体是怎样的情况？

问题2：在这次刻意练习中，有哪些方面有帮助或进行顺利？具体是怎样的情况？

问题3：你对自己有什么新的认识？对目前的技能有何了解？有哪些技能是你希望继续提升的？请自由分享任何细节，但仅限于你愿意分享的内容。

# 嵌入刻意练习的 CBT 教学大纲示例

本附录提供了一个为期一学期、含有三个单元的 CBT 教学课程大纲示例。本课程大纲适用于各种受训水平的研究生（硕士生和博士生），包括尚未与当事人工作过的一年级学生。我们将其作为一个范例，它可以根据具体背景和需求用于特定项目。例如，指导者可以借鉴其中的部分内容，将其用于其他课程、实践课、校外实习和校内实习中的教学培训活动、工作坊，以及研究生阶段的治疗师继续教育。

## 认知行为疗法：理论与刻意练习

## 课程描述

本课程教授 CBT 的理论、原则和核心技术。作为一门兼具理论教学和实践的课程，我们将回顾有关情绪、心理治疗改变过程的理论和研究，并促进学生通过刻意练习掌握 CBT 的 10 项关键技术。

# 课程目标

完成本课程的学生将能够做到：

1. 描述 CBT 的核心理论、研究和技术；

2. 运用刻意练习的原则，促进整个职业生涯中临床技能的持续发展；

3. 展示 CBT 的关键技术；

4. 评估他们如何将 CBT 技术融入其不断发展的治疗框架中；

5. 使用 CBT 与不同文化背景下的当事人工作；

6. 阐述 CBT 如何成为一种循证实践的方法。

| 日期 | 讲座与讨论 | 技术实验室（练习） | 家庭作业（相关阅读材料和视频） |
|---|---|---|---|
| 第 1 周 | CBT 的理论、历史与研究简介；过程与效果研究 | 刻意练习原则的讲座；刻意练习研究 | Tolin，2016，Chapter 1；Dobson and Dozois，2019，Chapters 1–3 |
| 第 2 周 | 建立 CBT 治疗同盟；解释治疗原理 | 练习 1：解释 CBT 的治疗原理 | Tolin，2016，Chapters 5 & 6；Persons，2012，Chapter 6；练习 1 |
| 第 3 周 | 建立 CBT 治疗同盟；设定治疗目标 | 练习 2：设定目标 | Castonguay et al.，2010；Tolin，2016，Chapter 7；Persons，2012，Chapters 6 & 8；练习 2 |

续前表

| 日期 | 讲座与讨论 | 技术实验室（练习） | 家庭作业（相关阅读材料和视频） |
|---|---|---|---|
| 第 4 周 | 协商会谈议程 | 练习 3：协商会谈议程 | Persons，2012，Chapter 10；练习 3 |
| 第 5 周 | 安排和回顾会谈间的活动（如家庭作业）；在会谈内和会谈间整合经验监测 | 练习 4：安排和回顾会谈间的活动 | Kazantzis et al.，2005，Chapters 1–4；练习 4 |
| 第 6 周 | 与认知工作 | 练习 5：与认知工作 | Tolin，2016，Chapters 13–17；练习 5 |
| 第 7 周 | 与行为工作 | 练习 6：与行为工作 | Tolin，2016，Chapters 8–12；练习 6 |
| 第 8 周 | 与情绪工作 | 练习 7：与情绪工作 | Tolin，2016，Chapters 18 & 19；Persons，2012，Chapter 4；练习 7 |
| 第 9 周 | 期中论文提交截止，自我评估，技术指导反馈 | 逐字稿会谈或模拟会谈 | 根据模拟或真实会谈确定的阅读和练习 |
| 第 10 周 | 遵循忠诚度的同时保持灵活性 | 练习 8：保持灵活性 | Persons，2012，Chapters 11 & 12；Dobson and Dozois，2019，Chapter 13 by Norcross et al.；练习 8 |
| 第 11 周 | 识别和应对治疗同盟的破裂 | 练习 9：应对治疗同盟的破裂 | Eubanks et.al.，2018；Constantino et.al.，2010；Holtforth and Castonguay，2005；练习 9 |

续前表

| 日期 | 讲座与讨论 | 技术实验室<br>（练习） | 家庭作业<br>（相关阅读材料和视频） |
|---|---|---|---|
| 第 12 周 | 识别和应对当事人的阻抗 | 练习 10：应对当事人的阻抗 | Aviram et al.，2016；<br>Westra and Aviram，2013；<br>Westra et al.，2016；<br>Westra and Constantino，2019；练习 10 |
| 第 13 周 | 跨诊断的 CBT 原则和策略 | 练习 5~7：与认知、行为、情绪工作 | Boswell，2013；Barlow et al，2017；Dobson and Dozois，2019，Chapter 16 by Norton et al.；练习 5~7 |
| 第 14 周 | 与困难的当事人工作；管理负面反应 | 练习 8~10：保持灵活性、应对治疗同盟的破裂、应对当事人的阻抗 | Castonguay et al.，2010；Wolf et al.，2013，Chapter 2 by Levendusky & Rosmarin，& Conclusions & Guidelines；练习 8~10 |
| 第 15 周 | 期末论文提交截止，期末考试，自我评估，技术指导反馈 | 逐字稿会谈或模拟会谈 | 无 |

## 课程形式

课程时间平均分配为学习 CBT 理论与掌握 CBT 技术两个部分。

**讲座 / 讨论课**：每周将进行一次时长 1.5 小时的讲座 / 讨论课，

重点是 CBT 理论和相关研究。

**CBT 技术实验室**：每周将进行一次时长 1.5 小时的 CBT 技术实验室。技术实验室旨在使用本书提供的练习活动来练习 CBT 技术。练习采用模拟治疗（角色扮演），目标如下：

- 培养受训者在面对真实当事人时使用 CBT 技术的能力和信心；
- 提供一个安全的环境，让受训者尝试不同的治疗干预方法，而不必担心犯错；
- 提供大量的机会探索并"尝试"不同的治疗风格，让受训者能够最终发展出自己独特的个人治疗风格。

**模拟会谈**：在本学期的第 9 周和第 15 周，受训者将在 CBT 技术实验室进行两次心理治疗模拟会谈。与高度结构化和重复的刻意练习活动不同，这种模拟会谈是一种非结构化的、即兴的角色扮演会谈。通过模拟会谈，受训者可以：

- 练习响应灵敏地使用 CBT 技术；
- 在非预设情境下尝试做出临床决策；
- 发展个人独特的治疗风格；
- 培养与真实当事人工作的耐力。

## 家庭作业

训练者每周都会布置家庭作业，包括阅读材料、与指定伙伴进行 1 小时的技术练习，以及不定期的写作作业。在技术练习的家庭作业中，受训者将重复他们在本周的 CBT 技术实验室中进行的练习。由

于训练者不会在现场评估受训者的表现，因此受训者应填写刻意练习
反应评估表及刻意练习日志表进行自我评估。

## 写作作业

学生必须撰写两篇论文：一篇在期中提交，一篇在课堂最后一天
提交。可参考的论文主题如下：

- 探讨 CBT 理论、研究或技术的某个方面；
- 选取一名受训者与真实当事人进行治疗的逐字稿记录，从 CBT
的角度进行讨论。

## 脆弱性、隐私、保密与边界

本课程的目标是在体验式治疗的框架下，培养临床上的 CBT 技
术、自我觉察和人际技能。本课程不是心理治疗，也不能替代心理治
疗。受训者在互动当中的自我表露水平，应当处于其个人感到舒适的
范围，且有助于自己的学习。尽管能够意识到自己内心的情绪和心理
过程是治疗师成长中的必要一环，但并不表示受训者需要向训练者透
露所有信息。让受训者感到安全，隐私受到保护，这很重要。训练者
不会对受训者在课堂上表露的内容进行评价。

## 多元文化取向

本课程在多元文化背景下进行教学。多元文化的定义是，当事人与治疗师的文化世界观、价值观和信念如何相互作用并相互影响，以共同创造一种具有治愈精神的关系体验（Davis et al., 2018, p. 3）。多元文化取向的核心特征包括文化适应性、文化谦逊以及对文化机遇的回应。在课程中，我们鼓励学生反思自己的文化身份，提升自己与当事人文化身份认同相协调的能力（Hook et al., 2017）。有关该主题的更多指导和旨在提升多元文化技术的刻意练习，请查阅即将由美国心理学会（APA）出版的《多元文化咨询中的刻意练习》（*Deliberate Practice in Multicultural Counseling*）一书。

## 保密

鉴于本课程所涵盖内容的性质，有时个人生活经历可能会被带进课堂。虽然并不要求你分享个人经历（见下文），但在你感到舒适时，可以考虑进行分享。此外，为了营造一个安全、尊重当事人和治疗师的信息及多样性的学习环境，并在课堂上促进开放而坦诚的交流，学生需同意在课堂内外严格保密。

## 披露个人信息

依据美国心理学会《心理学工作者的伦理原则和行为准则》（*Ethical Principles of Psychologists and Code of Conduct*, APA, 2017），学生**不需要披露个人信息**。由于本课程旨在培养人际胜任力和 CBT 胜任力，受训者在选择自我表露时应注意以下要点。

- 学生自行选择披露的程度、时间和内容。学生不会因为不分享个人信息而受到惩罚。
- 学习环境易受团体动力的影响。与其他团体一样，学生可能会被要求分享他们对课堂环境的观察和体验，其唯一目的是营造一个更具包容性和富有成效的学习环境。

# 评估

**自我评估**：在本学期末（第 15 周），受训者将进行自我评估。这有助于受训者追踪自身的进度，并明确需要进一步发展的领域。本书第 15 章中的"受训者指南"部分，着重指出了自我评估时可能关注的重点领域。

# 评分标准

受训者有责任保持以下方面的表现水平和质量：

- 课堂讨论；
- 技术实验室（练习和模拟会谈）；
- 家庭作业；
- 期中和期末论文；
- 期末考试。

# 必读文献

Aviram, A., Westra, H. A., Constantino, M. J., & Antony, M. M. (2016). Responsive management of early resistance in cognitive-behavioral therapy for generalized anxiety disorder. *Journal of Consulting and Clinical Psychology, 84*(9), 783–794. https://doi.org/10.1037/ccp0000100

Barlow, D. H., Farchione, T. J., Sauer-Zavala, S., Murray Latin, H., Ellard, K. K., Bullis, J. R., Bentley, K. H., Boettcher, H. T., & Cassiello-Robbins, C. (2017). *Unified protocol for transdiagnostic treatment of emotional disorders: Therapist guide* (2nd ed.). Oxford University Press.

Boswell, J. F. (2013). Intervention strategies and clinical process in transdiagnostic cognitivebehavioral therapy. *Psychotherapy, 50*(3), 381–386. https://doi.org/10.1037/a0032157

Castonguay, L. G., Constantino, M. J., McAleavey, A. A., & Goldfried, M. R. (2010). The therapeutic alliance in cognitive-behavioral therapy. In J. C. Muran & J. P. Barber (Eds.), *The therapeutic alliance: An evidence-based guide to practice* (pp. 150–171). Guilford Press.

Constantino, M. J., Castonguay, L. G., Zack, S., & DeGeorge, J. (2010). Engagement in psychotherapy: Factors contributing to the facilitation, demise, and restoration of the therapeutic alliance. In D. Castro-Blanco & M. S. Carver (Eds.), *Elusive alliance: Treatment engagement strategies with high-risk adolescents* (pp. 21–57). American Psychological Association. https://doi.org/10.1037/12139-001

Dobson, K. S., & Dozois, D. J. A. (Eds.). (2019). *Handbook of cognitive-behavioral therapies* (4th ed.). Guilford Press.

Eubanks, C. F., Muran, J. C., & Safran, J. D. (2018). Repairing alliance ruptures. In J. C. Norcross & B. E. Wampold (Eds.), *Psychotherapy relationships that work: Evidence-based responsiveness* (3rd ed., pp. 549–579). Oxford University Press.

Holtforth, M. G., & Castonguay, L. G. (2005). Relationship and techniques in cognitivebehavioral therapy—A motivational approach. *Psychotherapy: Theory, Research, Practice, Training, 42*(4), 443–455. https://doi.org/10.1037/0033-3204.42.4.443

Kazantzis, N., Deane, F., Ronan, K. R., & L'Abate, L. (Eds.). (2005). *Using homework assignments in cognitive behavior therapy.* Routledge/Taylor & Francis.

Persons, J. B. (2012). *The case formulation approach to cognitive-behavior therapy.* Guilford Press.

Tolin, D. F. (2016). *Doing CBT: A comprehensive guide to working with behaviors, thoughts, and emotions.* Guilford Press.

Westra, H. A., & Aviram, A. (2013). Core skills in motivational interviewing. *Psychotherapy, 50*(3), 273–278. https://doi.org/10.1037/a0032409

Westra, H. A., & Constantino, M. J. (2019). Integrative psychotherapy for generalized anxiety disorder. In J. C. Norcross & M. R. Goldfried (Eds.), *Handbook of psychotherapy integration* (3rd ed., pp. 284–302). Oxford University Press.

Westra, H. A., Constantino, M. J., & Antony, M. M. (2016). Integrating motivational interviewing with cognitive-behavioral therapy for severe generalized anxiety disorder: An allegiancecontrolled randomized clinical trial. *Journal of Consulting and Clinical Psychology*, *84*(9), 768–782. https://doi.org/10.1037/ccp0000098

Wolf, A. W., Goldfried, M. R., & Muran, J. C. (Eds.). (2013). *Transforming negative reactions to clients: From frustration to compassion.* American Psychological Association.

# 补充阅读文献

Beck, J. S. (2005). *Cognitive therapy for challenging problems: What to do when the basics don't work.* Guilford Press.

Castonguay, L. G., & Beutler, L. E. (Eds.). (2006). *Principles of therapeutic change that work.* Oxford Press.

Castonguay, L. G., Constantino, M. J., Boswell, J. F., & Kraus, D. (2010). The therapeutic alliance: Research and theory. In L. Horowitz & S. Strack (Eds.), *Handbook of interpersonal psychology: Theory, research, assessment, and therapeutic interventions* (pp. 509–518). John Wiley & Sons.

Constantino, M. J., Coyne, A. E., & Muir, H. J. (2020). Evidence-based therapist responsivity to disruptive clinical process. *Cognitive and Behavioral Practice*, *27*(4), 405–416. https://doi.org/10.1016/j.cbpra.2020.01.003

Constantino, M. J., Goodwin, B. J., Muir, H. J., Coyne, A. E., & Boswell, J. F. (2021). Contextualresponsive psychotherapy integration applied to cognitive behavioral therapy. In J. C. Watson & H. Wiseman (Eds.), *The responsive psychotherapist: Attuning to clients in the moment.* American Psychological Association.

Davis, D. E., DeBlaere, C., Owen, J., Hook, J. N., Rivera, D. P., Choe, E., Van Tongeren, D. R., Worthington, E. L., & Placeres, V. (2018). The multicultural orientation framework: A narrative review. *Psychotherapy*, *55*(1), 89–100. https://doi.org/10.1037/pst0000160

Goldfried, M. R., & Davison, G. C. (1994). *Clinical behavior therapy.* John Wiley & Sons.

Goodwin, B. J., Coyne, A. E., & Constantino, M. J. (2018). Extending the context-responsive psychotherapy integration framework to cultural processes in psychotherapy. *Psychotherapy, 55*(1), 3–8. https://doi.org/10.1037/pst0000143

Hayes, S. C., & Hofmann, S. G. (Eds.). (2018). *Process-based CBT: The science and core clinical competencies of cognitive-behavioral therapy.* Context Press.

Hays, P. A. (2009). Integrating evidence-based practice, cognitive-behavior therapy, and multicultural therapy: Ten steps for culturally competent practice. *Professional Psychology: Research and Practice, 40*(4), 354–360. https://doi.org/10.1037/a0016250

Hook, J. N., Davis, D. D., Owen, J., & DeBlaere, C. (2017). *Cultural humility: Engaging diverse identities in therapy.* American Psychological Association. https://doi.org/10.1037/0000037-000

Leahy, R. L. (Ed.). (2003). *Roadblocks in cognitive-behavioral therapy: Transforming challenges into opportunities for change.* Guilford Press.

Martell, C. R., Dimidjian, S., & Herman-Dunn, R. (2010). *Behavioral activation for depression: A clinician's guide.* Guilford Press.

Miller, S. D., Prescott, D., & Maeschalck, S. (2017). *Reaching for excellence: Feedbackinformed treatment in practice.* American Psychological Association.

Safran, J. D., & Muran, J. C. (2000). *Negotiating the therapeutic alliance: A relational treatment guide.* Guilford Press.

Swift, J. K., & Greenberg, R. P. (2015). Foster the therapeutic alliance. In J. K. Swift & R. P. Greenberg, *Premature termination in psychotherapy: Strategies for engaging clients and improving outcomes* (pp. 137–147). American Psychological Association. https://doi.org/10.1037/14469-010

Westra, H. A., Norouzian, N., Poulin, L., Coyne, A. E., Constantino, M. J., Hara, K., Olson, D., & Antony, M. M. (2020). Testing a deliberate practice workshop for developing appropriate responsivity to resistance markers. *Psychotherapy.* Advance online publication. https://doi.org/10.1037/pst0000311

作为《认知行为疗法的刻意练习》一书的译者，我深感荣幸能将这部理论与实践紧密结合的著作呈现给中文读者。在湖北东方明见心理健康研究所从事心理咨询师培训工作的十余年中，我目睹了无数受训者的成长困境：他们熟稔理论却困于实践，渴望精进而苦无路径。这种理论与实践的断裂，正是心理咨询师培养急需解决的问题。本书的出版，正是对这一难题的回应。

认知行为疗法（CBT）作为循证实践的典范，其疗效不仅源于科学实证，更取决于治疗师对核心技术的创造性运用。当前训练体系中存在双重困境：一是陈述性知识向程序性知识的转化壁垒；二是技术规范性与临床灵活性的平衡难题。

本书作者博斯韦尔教授与康斯坦丁诺教授以"刻意练习"为匙，开启了破解这两大困境的智慧之门。他们将CBT的核心技术分解为可操作、可评估的训练模块，并通过模拟情境、渐进挑战和即时反馈，帮助咨询师在安全环境中将技术内化为"肌肉记忆"。这种训练逻辑也与东方明见心理长期倡导的"体验式学习"理念高度契合——我们相信，心理咨询师的胜任力不是教出来的，而是**练出来的**。

本书的独特价值在于其构建了一套"从技术到艺术"的成长阶梯。

## 结构化拆解技术

全书将 CBT 技术分为初阶（如解释 CBT 的治疗原理、设定目标）、中阶（如与认知 / 行为 / 情绪工作）和高阶（如应对治疗同盟的破裂、当事人的阻抗）。每一个技术均配备详细的当事人陈述示例、技术标准与变体指导。这种设计既保证了训练的标准化，又为个性化调整预留了空间。

## 阶梯式刻意练习

通过 12 项练习、数十个情境化案例及带注解的会谈逐字稿，本书模拟了从单次会谈到完整会谈的技能综合运用过程。尤其值得一提的是"难度自评系统"（附录 A），它鼓励受训者根据自身水平动态调整挑战强度，避免因挫败感过早放弃。这种设计体现了对学习者心理状态的深切关怀——训练不仅是技能的打磨，更是专业自信的培育。

## 人性化的临床思维

作者反复强调"灵活性与忠诚度的平衡"。例如，在"应对当事人的阻抗"练习中，作者鼓励治疗师暂时偏离技术框架，转而采用动机式访谈策略，这种对"人"而非"技术"的优先关注，恰恰是对 CBT 常被误解为"机械化"的回应。对于中国文化中重视"关系和谐""循序渐进"的特质，这一理念尤为重要——它让技术有了温度，也让治疗有了人性。

当前，中国心理健康服务需求快速增长，但专业人才的培养仍面临三大瓶颈：**标准化训练体系缺失、督导资源不足、技能迁移困难**。本书为破解这些难题提供了可行路径，具有重要的价值。

1. **提供了一套标准化教案。** 书中附录 C 的 "CBT 教学大纲示例" 可直接整合到研究生课程或继续教育项目中，这为高校、培训机构与实习基地提供了一套标准化、可复制的 CBT 技能训练方案。

2. **促进反思性实践。** 通过刻意练习日志（附录 B）与难度自评工具（附录 A），引导治疗师建立持续自我评估与改进的专业习惯。新手治疗师即使在没有督导师的情况下，也能进行基础技能打磨，降低对稀缺督导资源的依赖。

3. **推动技术的规范化与个性化。** 书中强调的 "响应性治疗" 原则，要求治疗师在技术应用中关注个体差异与文化背景。这提醒咨询师可以灵活调整咨询技术，而非机械地套用理论。这种 "原则指导技术，而非技术框定原则" 的思维，正是咨询师突破 "生搬硬套" 的关键，有助于治疗师在遵循循证原则的同时，发展出兼具文化敏感性与个人风格的工作方式。

本书由李丹阳、朱元宸和我合作完成，翻译本书的过程对于我们来说，也是一次跨文化对话的尝试。我们秉持 "专业精准，临床可及" 的原则，采取多种方式保证翻译的准确性与临床实操的可行性，比如对关键术语增补译者注，对谈话轮进行语境适配，特邀临床专家与传播学者双重审校，力求为读者提供既忠实于原著又贴合本土实践的学习材料。本书的翻译过程充满挑战，也让我们对专业精神的本质有了更深体悟。

本书的顺利出版得益于多方支持。感谢罗德尼·K. 古德伊尔（Rodney K. Goodyear）教授在 2016 年给我们带来心理咨询师的刻意练习这一训练理念；感谢谢东教授与东方明见心理通过培训和图书出版等方式共同推广这一训练理念；感谢王建平教授团队成员林灵老师提供的专业支持；感谢明见团队林秀彬博士和闫玉朋博士（《情绪聚焦疗法的刻意练习》的译者）给我们提供的宝贵建议；感谢中国人民大学出版社编辑团队张亚捷老师和闫化平老师的匠心打磨，使本书得以高标准呈现；最需感谢的是我的两位团队伙伴——李丹阳、朱元宸，我们在无数次的讨论、校对中，将翻译过程变为一场专业淬炼的修行。

谨以本译作献给所有追求卓越的心理咨询同仁。愿这部凝聚临床智慧的手册，助你在技术精进与人文关怀的交融中，淬炼出独特的治疗艺术。正如书中所启示的，真正的 CBT 大师，终将在刻意练习的熔炉中，将规范框架铸就成为流动的临床智慧。

张华

湖北东方明见心理健康研究所

2025 年 3 月

北京阅想时代文化发展有限责任公司为中国人民大学出版社有限公司下属的商业新知事业部，致力于经管类优秀出版物（外版书为主）的策划及出版，主要涉及经济管理、金融、投资理财、心理学、成功励志、生活等出版领域，下设"阅想·商业""阅想·财富""阅想·新知""阅想·心理""阅想·生活"以及"阅想·人文"等多条产品线，致力于为国内商业人士提供涵盖先进、前沿的管理理念和思想的专业类图书和趋势类图书，同时也为满足商业人士的内心诉求，打造一系列提倡心理和生活健康的心理学图书和生活管理类图书。

## 《情绪聚焦疗法的刻意练习》

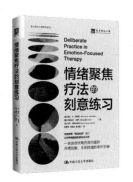

- 对咨询师来说，阅读本书不但可以一窥EFT"内功"之究竟，而且可以通过书中的练习，加以操练，既可以提升自我的身体与情绪的觉察力，又可以改善对他人的面部表情、肢体语言和声音变化的感知力，最终能够使自己的"全人"成为一个共鸣箱——与来访者的情感和身体共振的"器皿"。
- 中国首位国际EFT学会认证培训师、EFT国际认证中国区负责人陈玉英博士以及美国路易斯安那理工大学心理学与行为科学系的谢东博士联袂推荐。